Ernährungsforschung

Wissenschaft und Praxis

Aus dem Inhalt:

Ernährung in Entwicklungsländern

Kücheneigene Qualitätskontrolle

Qualität bei Schülerspeisung

Fettsäurenmuster bei Stoffwechselbasisdiät

In eigener Sache

Akademie-Verlag · Berlin

EVP 5,– M
31 638

1977 · Band 22

Herausgeber:
Zentralinstitut für Ernährung der Akademie der Wissenschaften der DDR
Direktor: Prof. Dr. habil. H. Haenel

in Zusammenarbeit mit

der Gesellschaft für Ernährung in der DDR (Vorsitzender: Prof. Dr. habil. H. Schmandke), der Arbeitsgruppe Ernährung beim Nationalen Komitee für Gesundheitserziehung der DDR (Leiter: Prof. Dr. habil. H.-A. Ketz) und dem Warenzeichenverband Diätetische Erzeugnisse der DDR e. V. (Generaldirektor: F. Schmidt).

Redaktion:

Dr. Friedbert Baum (Chefredakteur),
Dr. Jürgen Proll,
Dipl.-Journ. Richard Baier.

Redaktionsbeirat:

Dr. M. Anders, Dr. H. Groß,
Dr. sc. M. Möhr, Dr. R. Schmelter,
Prof. Dr. habil. M. Ulmann, Dr. J. Voigt.

Anschrift der Redaktion:

Zentralinstitut für Ernährung der Akademie der Wissenschaften der DDR,
DDR-1505 Bergholz-Rehbrücke,
Arthur-Scheunert-Allee 114–116.

Verlag:

Akademie-Verlag, DDR-108 Berlin
Leipziger Str. 3–4; Fernruf 2236221 oder 2236229
Telex-Nr. 114420; Postscheckkonto: Berlin: 35021; Bank: Staatsbank der DDR, Berlin, Kto.-Nr.: 6836-26-20712.

Veröffentlicht unter der Lizenznummer 1656 des Presseamtes beim Vorsitzenden des Ministerrates der Deutschen Demokratischen Republik.

Gesamtherstellung:
VEB Druckerei „Thomas Müntzer“, DDR-582 Bad Langensalza.

Erscheinungsweise:
Die Zeitschrift „Ernährungsforschung“ erscheint jährlich in einem Band mit 6 Heften. Bezugspreis je Band 60,– M zuzüglich Versandspesen (Preis für die DDR 30,– M); Preis je Heft 10,– M (Preis für die DDR 5,– M)
Bestellnummer dieses Heftes: 1091/23/2.

Alleinige Anzeigenannahme: DEWAG-WERBUNG, DDR-1054 Berlin, Wilhelm-Pieck-Str. 49 und alle DEWAG-Betriebe in den Bezirksstädten der DDR.

AN (EDV) 7721

Inhalt

Bezugsmöglichkeiten:

In der DDR über den Postzeitungsvertrieb, über Buchhandlungen oder den Akademie-Verlag

Im sozialistischen Ausland über den zuständigen Postzeitungsvertrieb oder eine Buchhandlung für fremdsprachige Literatur

In der BRD und Berlin (West) über eine Buchhandlung oder die Auslieferungsstelle KUNST UND WISSEN, Erich Bieber, D-7 Stuttgart 1, Wilhelmstraße 4–6

In Österreich über den Globus-Buchvertrieb, A-1201 Wien, Höchstädtplatz 3

Im übrigen Ausland über den Internationalen Buch- und Zeitschriftenhandel; über den Buchexport, Volkseigener Außenhandelsbetrieb der Deutschen Demokratischen Republik, DDR-701 Leipzig, Postfach 160, oder über den Akademie-Verlag, DDR-108 Berlin, Leipziger Str. 3–4

Hinweise für Autoren

Die Manuskripte sind in Original-Maschinenschrift einseitig und zweizeilig der Redaktion einzureichen. Pro Zeile 35 oder 70 Anschläge. Der Umfang der Manuskripte sollte mit der Redaktion vereinbart sein. Abbildungen, Tabellen und Zwischentitel sind erwünscht. Es ist zweckmäßig, die Arbeit mit einer kurzen Zusammenfassung oder mit Schlußfolgerungen sowie mit Empfehlungen für die Praxis abzuschließen.
Die Redaktion behält sich eine Überarbeitung der angenommenen Manuskripte vor; größere Änderungen nur mit Einverständnis des Autors. Die Beiträge werden honoriert. Der Autor erhält kostenlos 25 Sonderdrucke seines Beitrages als Fortdrucke.

Ernährungsforschung

Wissenschaft und Praxis

1977 · Band 22 *Inhalt*

Seite

Heft 1

Heft 2

Heft 3

Heft 6

Erläuterung: * Buchbesprechung
** Buchankündigung
*** Kurzmitteilung
(TB) Tagungsbericht

Autorenregister

Sachregister

Verwendete Abkürzungen: (KM) = Kurzmitteilung, (TB) = Tagungsbericht, (MB) = Messebericht, (BB) = Buchbesprechung

B. Gaßmann

Lebensmittelbestandteile mit funktionellen Eigenschaften als Voraussetzung der Entwicklung neuer und gesundheitsfördernder Lebensmittel* (2. Teil)

1. Prinzipien und Probleme des Fett- und Zuckeraustauschs

Eine wirksame Reduzierung des Gehaltes von Lebensmitteln an Fett und Zucker ist nur über deren Austausch gegen minder- oder akalorische Stoffe möglich, am effektivsten gegen Wasser. Fett und Zucker werden Lebensmitteln jedoch nicht nur des Brennwertes und des Geschmacks wegen beigefügt. Auf Grund ihrer funktionellen Eigenschaften tragen sie erheblich zum Gefüge, zum Körper und anderen, das Mundgefühl beschreibenden Merkmalen bei. Entsprechende Austauschstoffe sollen demzufolge nicht nur Wasser binden und möglichst wenig verdaulich sein. Mit geschmacksgebenden Zusätzen gekoppelt, müssen sie auch die notwendigen funktionellen Eigenschaften besitzen, und sie müssen verfügbar sein.

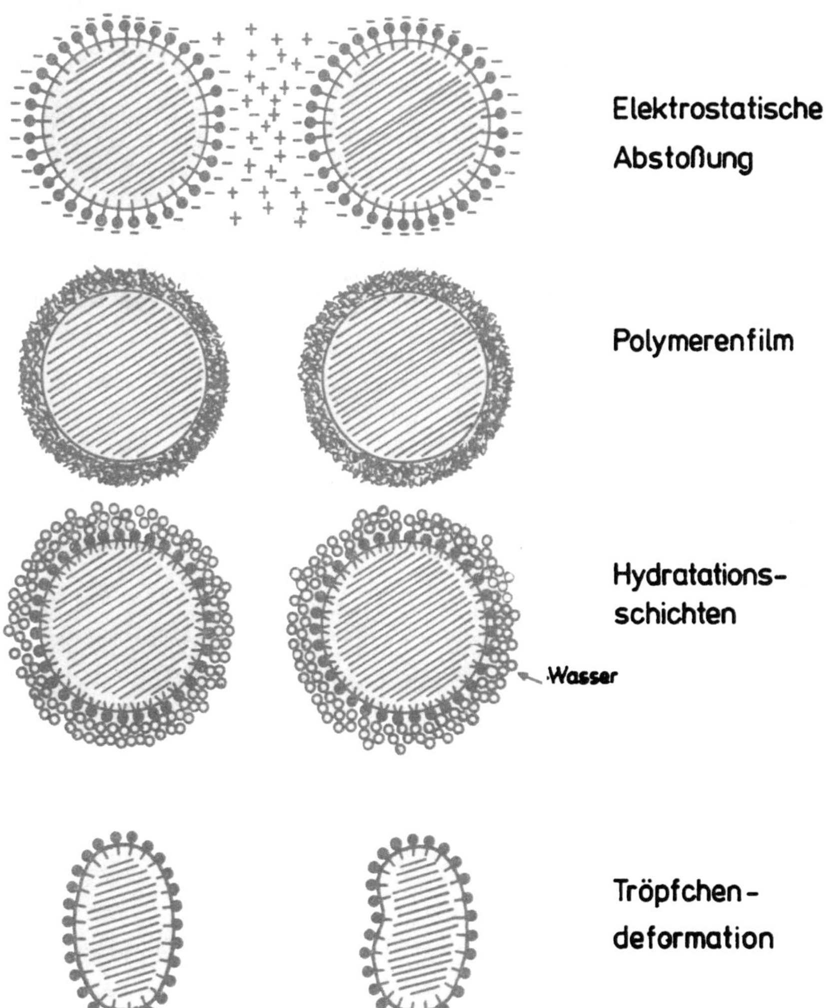

Abb. 1. Emulsionsstabilisierung durch Grenzflächenfilme (Karel 1975)

Fettaustausch durch Wasser

Fett ist in Lebensmitteln lediglich partiell und dort ersetzbar, wo es als Konsistenzträger fungiert. Grundprinzip des Fettaustauschs ist der Einsatz stabiler Fett-Wasser-Emulsionen. Vereinfacht dargestellt, besteht das Problem darin, solche Systeme gegen das Zusammenfließen der Fett-Tröpfchen zu stabilisieren. Die Koaleszenzgeschwindigkeit nimmt mit dem Volumen der dispergierten Phase zu und mit der Viskosität ab. Folglich wird eine weitgehende Homogenisierung angestrebt und die Viskosität der wäßrigen Phase, z. B. von Mayonnaisen, durch Einmischen vorverkleisterter Stärkegele oder anderer Hydrokolloide zu erhöhen versucht.

Der vornehmliche Weg, eine Emulsion zu stabilisieren, besteht jedoch darin, eine Energiebarriere zu errichten, die ein Zusammenfließen der Fett-Tröpfchen verhindert. Die Mechanismen solcher Aktivierungsschranken sind in Abbildung 1 veranschaulicht. Sie beruhen auf Grenzflächenfilmen, die folgendermaßen zustande kommen können:

— durch elektrostatische Abstoßung zwischen geladenen Gruppen in der Öl/Wasser-Grenzfläche
— durch Bildung eines Polymerenfilms an der Öl/Wasser-Grenzfläche, der eine echte sterische Hinderung darstellt
— durch Bildung von Hydratationsschichten um die Öltröpfchen bei Anwesenheit wasserorientierter hy-

* Gekürzte Fassung eines Plenarvortrages auf dem Symposium der Gesellschaft für Ernährung in der DDR, Leipzig, 1977.

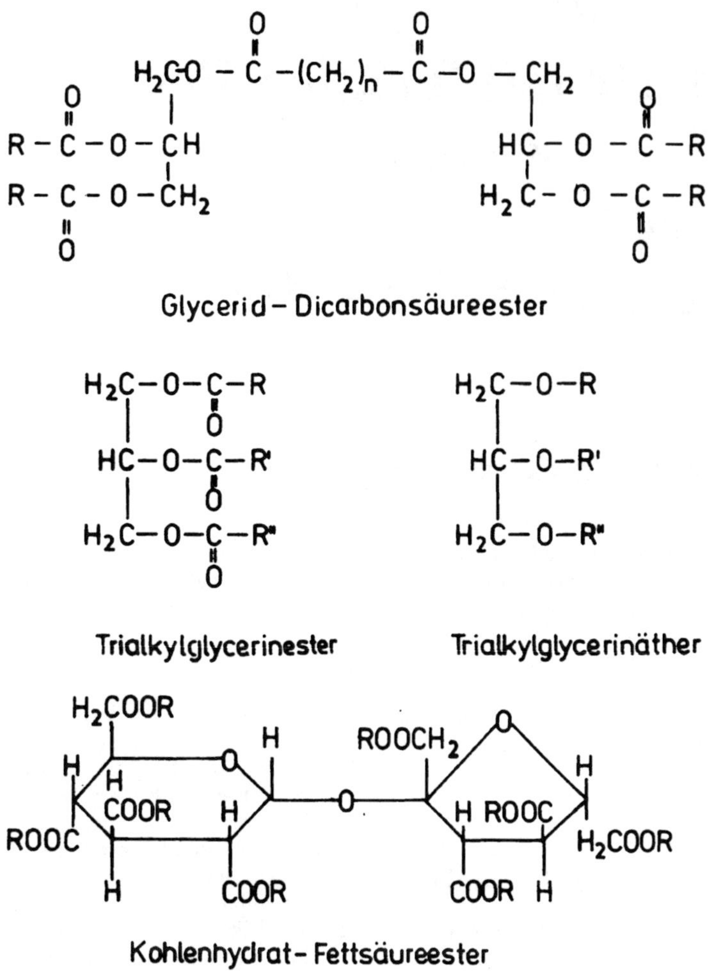

Abb. 2. Möglichkeiten des Fettaustauschs: Pseudofette

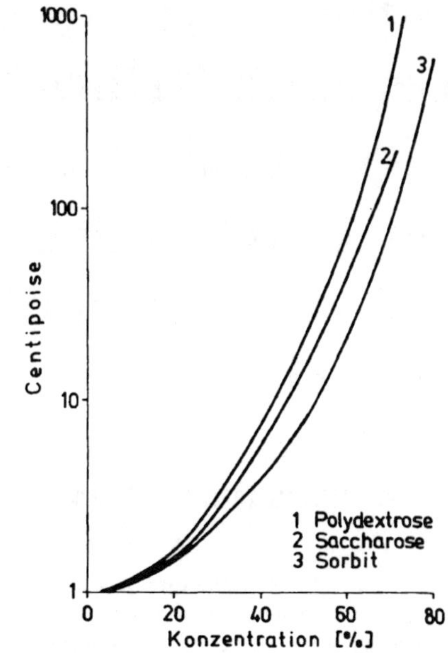

Abb. 3. Die Abhängigkeit der Viskosität von der Konzentration wäßriger Lösungen von Zucker und Zuckeraustauschstoffen (nach Pfizer Product Bulletin: Polydextrose)

drophiler Gruppen in der Grenzfläche und

— durch Herabsetzung der Grenzflächenspannung; sie erlaubt große Tröpfchendeformationen und wirkt auf diese Weise stabilisierend.

Eigelb, als Beispiel herausgegriffen, bildet mit seinen Lipoproteinen starke Filme um die Öltröpfchen aus und besitzt deswegen sowie wegen des Gehalts an Lezithin, das sich wie andere Emulgatoren in der Grenzschicht anreichert, gute Emulgiereigenschaften.

Der Zusatz von Emulgatoren oder polymerenfilmbildenden bzw. viskositätserhöhenden Wasser-Bindern kann jedoch nicht verhindern, daß beim Überschreiten eines kritischen Wassergehaltes eine Entmischung der hydrophilen und hydrophoben Phase von Emulsionen eintritt. Bei Verwendung von Quellmitteln kommt hinzu, daß sie in höheren Konzentrationen die vom Konsumenten erwarteten Gebrauchseigenschaften der Enderzeugnisse nicht mehr gewährleisten.

Die Stabilität von Schäumen hängt in ähnlicher Weise wie bei Emulsionen von der Art der an den Grenzflächen von Luft und Wasser adsorbierten Filme ab. Als filmbildende oberflächenaktive Substanzen werden üblicherweise Milch- und Eiproteine gebraucht.

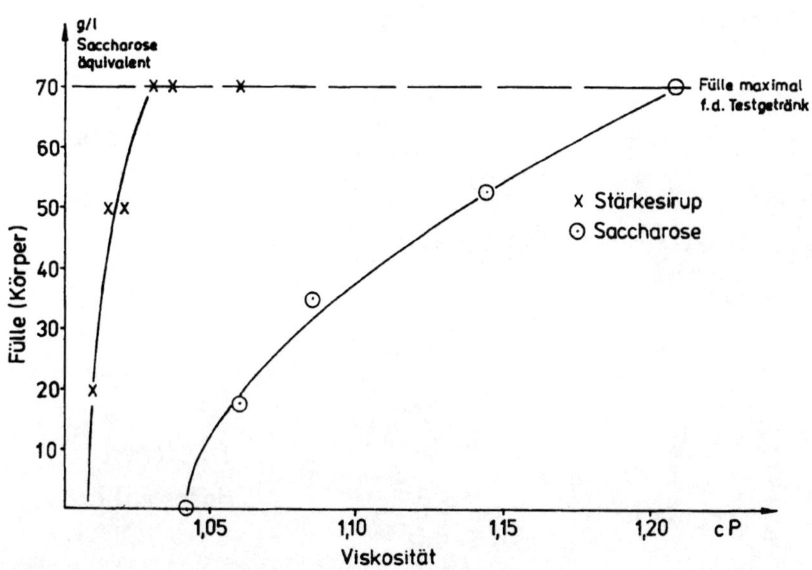

Abb. 4. Fülle (Körper) und Viskosität einer Zitronenlimonade, aufgesüßt mit Cyclamat/Saccharin auf 7 % Saccharose (Hoppe 1977)

Unter den aufgezeigten Gesichtspunkten muß sowohl die Entwicklung wirksamer Emulgatoren, als auch die von emulsions- und schaumstabilisierenden sowie synäreseverhindernden Kohlenhydraten und die ähnlich wirkender modifizierter Proteine gesehen werden.

Fettaustausch durch Pseudofette

Ein künftiges Prinzip der Fettreduzierung in Lebensmitteln wird darüber hinaus möglicherweise die Verarbeitung lipidähnlicher Produkte sein. Gemeint sind unverdauliche Pseudofette.

Hierfür kommen vor allem die in Abbildung 2 im Vergleich zu den natürlichen Triglyzeriden formelmäßig dargestellten drei Substanzklassen in Betracht: Trialkylglycerinäther, Glycerid-Dicarbonsäureester und Kohlenhydrat-Fettsäureester.

Pseudofette müssen verträglich und toxikologisch unbedenklich und sie müssen wirtschaftlich vertretbar sein. Das ist z. Z. noch nicht erwiesen bzw. gegeben. Sie sollen außerdem ähnliche physikalisch-chemische Eigenschaften aufweisen wie natürliche Triglyceride. Ihre Entwicklung erfordert darum ebenso wie die von Emulgatoren Untersuchungen über die molekulare Struktur von Lipiden und Möglichkeiten zur Erzielung anwendungstechnisch oder ernährungsphysiologisch erwünschter tinktioneller Eigenschaften. Dazu zählen nicht nur Emulgierbarkeit, Emulsionsvermögen und Verdaulichkeit, sondern auch Kristallisationsverhalten, Plastizität, Reaktivität und anderes mehr.

Zuckeraustauscher

Der Schlüssel für die Verfahrensführung der Herstellung und Verarbeitung von Lebensmittelbestandteilen mit funktionellen Eigenschaften ist nun einmal die Kenntnis der Feinstruktur sowie der inter- und intramolekularen Wechselwirkungen. Das wird auch beim Versuch des Zuckeraustauschs anschaulich.

Neben dem osmotischen Druck und der Wasseraktivität gilt das Fließverhalten wäßriger Lösungen als eine wesentliche funktionelle Eigenschaft von Saccharose. Für die Herstellung von alkoholfreien Erfrischungsgetränken, Likören. Marmeladen, kandierten Früchten und Obstkonserven, wird sie gefordert; denn dort wird sie in Beziehung gebracht zum Mundgefühl der Konsistenz, der Fülle, des Körpers. Dementsprechend orientiert sich die Entwicklung von Zuckeraustauschstoffen gemeinhin auf die der Saccharose eigentümliche Viskosität, gekennzeichnet durch ihre Konzentrationsabhängigkeit in wäßrigen Lösungen (Abbildung 3).Soll in kalorienreduzierten alkoholfreien Erfrischungsgetränken der bei Ausgleich der Süße mit Süßstoffen fehlende Körper nicht wie im Falle der Polydextrose durch beschränkt verdauliche oder unverdauliche, sondern durch verdauliche Kohlenhydrate, z. B. durch Maltodextrine, eingebracht werden, so strebt man als physikalisch meßbare Zielgröße eine höhere Viskosität an, als sie Saccharose erbringt.

Wie am Beispiel von Stärkesirup (Abbildung 4) gezeigt wird, hat sich das in unseren jüngsten Untersuchungen als grundlegender Irrtum herausgestellt. Der maximale, nur sensorisch erfaßbare Fülleeindruck einer an Saccharose 7%igen Zitronenlimonade wird mit Stärkesirup bei einer weit geringeren Viskosität erreicht als mit Saccharose (1,03 gegenüber 1,20 cP). Die Süße ist in den zugrundeliegenden Untersuchungen jeweils mit einer Cyclamat-Saccharin-Mischung ausgeglichen worden. Die zielgerichtete Entwicklung von Substituten zwingt somit nicht nur zur Auseinandersetzung mit den die funktionellen Eigenschaften bedingenden molekularen Gegegebenheiten, sondern wie hier im Falle des Körper- oder Fülle-Mundgefühls auch mit den molekularen Grundlagen des Geschmacks.

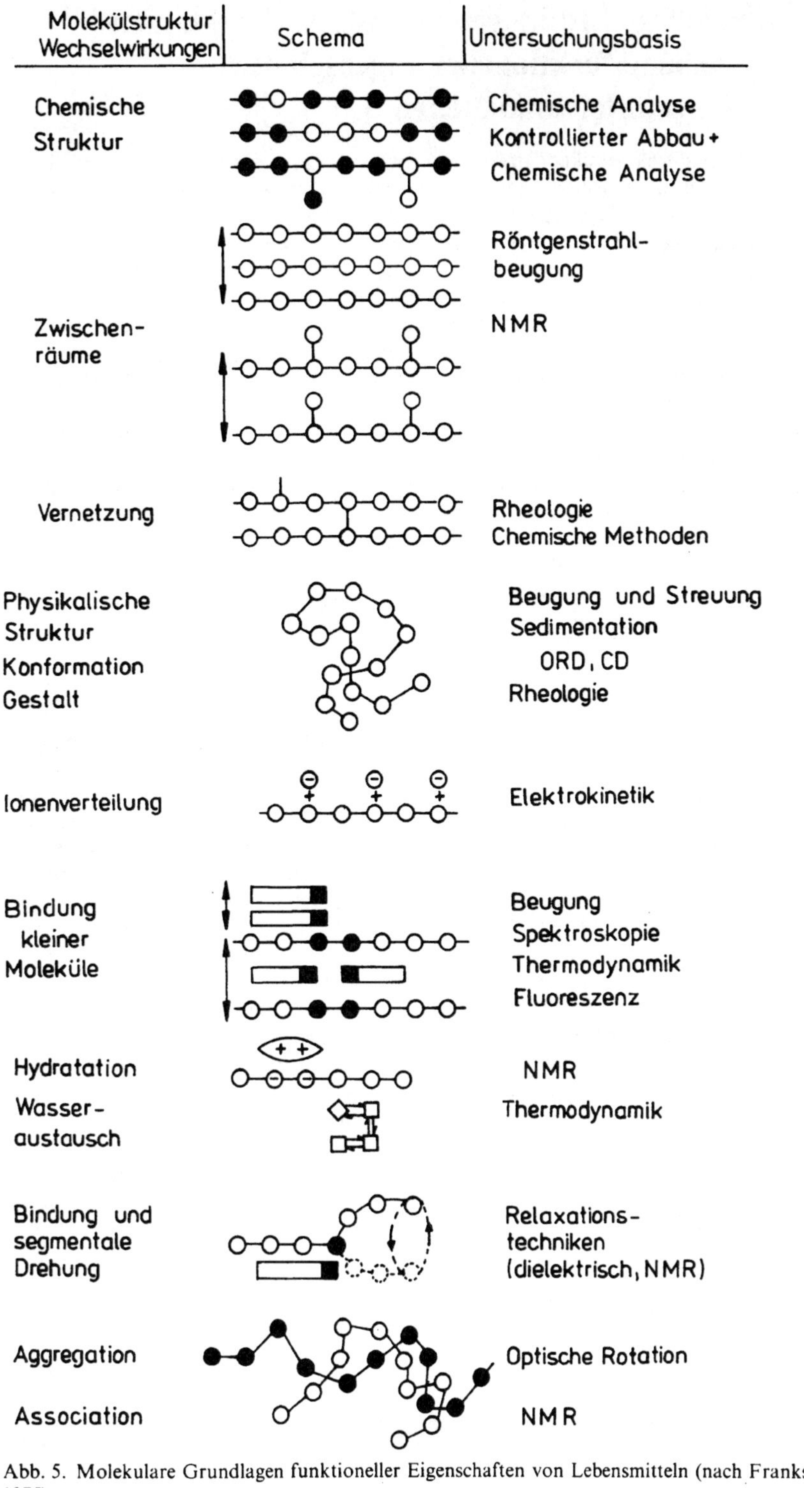

Abb. 5. Molekulare Grundlagen funktioneller Eigenschaften von Lebensmitteln (nach Franks 1975)

2. Molekulare Strukturen und Wechselwirkungen als Grundlage funktioneller Eigenschaften von Lebensmittelbestandteilen

Der Lebensmittelchemiker stößt bei chemischen und physikalischen Eingriffen in seine Materie jedoch weit eher auf Schranken als der Chemiker schlechthin; dieser hat es vorzugsweise mit kovalenten Strukturen zu tun. Deren Änderung führt zu Substanzen, die in der Lebensmittelentwicklung immer aufwendige toxikologische Unbedenklichkeitsuntersuchungen nach sich ziehen. Darum und aus anderen Gründen muß die physikalische Chemie der Lebensmittelfabrikation zumeist von Wechselwirkungen ausgehen, die auf schwachen Bindungen beruhen: Wasserstoffbrücken, elektrostatische oder van-der-Waalsche-Anziehungskräfte, hydrophobe Effekte; diese sind aber wesentlich weniger charakterisiert als kovalente Bindungen.

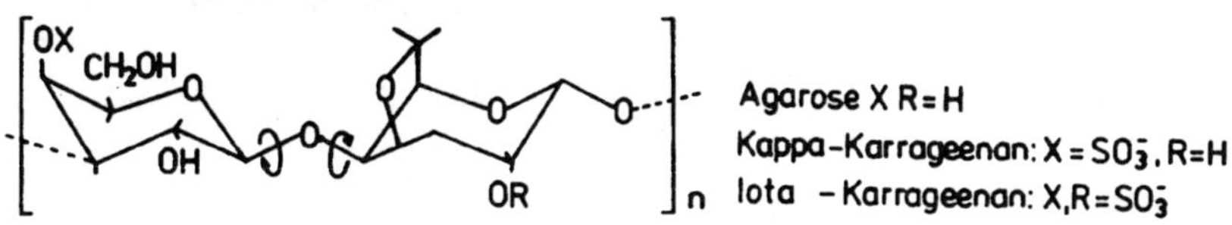

Abb. 6. Struktur von Agarose und Karrageenan

In der Abbildung 5 sind schematisch Molekülstrukturen und Wechselwirkungen aufgezeigt, die für die Eigenschaften der Endprodukte entscheidend sind. Dazu sind rechts stets Experimentaltechniken angegeben, mit denen das jeweilige Problem untersucht werden kann. Zu den Strukturen und Wechselwirkungen, die für die funktionellen Eigenschaften vor allem von biopolymeren Lebensmittelbestandteilen verantwortlich und abwandelbar sind, gehören die Konformation, die Ionenverteilung, die Bindung kleiner Moleküle sowie die Hydratation, der Wasseraustausch, Molekülbindungen und segmentale Drehungen sowie die Aggregation und die Assoziation.

Ein überzeugendes Anschauungsbeispiel dafür, wie wichtig die wissenschaftliche Durchdringung der Feinstruktur sowie der inter- und intramolekularen Wechselwirkungen für die gezielte Entwicklung von Lebensmittelbestandteilen mit funktionellen Eigenschaften sein kann, ist die vor wenigen Jahren im wesentlichen abgeschlossene Erforschung der Karrageenane und ihrer Wirkungsweise in Lebensmittelsystemen.

Karrageenane gehören zu den Hydrokolloiden; diese werden Lebensmitteln in zunehmendem Umfang als Dickungs- und Gelierstoffe, Emulsionsstabilisatoren sowie als Quell- und Bindemittel zugesetzt. Tabelle 1 gibt Beispiele für ihre Einsatzgebiete und die erstrebten Effekte. Neue Anwendungsbereiche sind in letzter Zeit diätetische und kalorienverminderte Lebensmittel. Bei ihnen dienen Hydrokolloide nicht nur dem Aufbau einer ansprechenden Struktur, sondern sie sollen auch die durch den Entzug von Zucker oder Fett verlorengegangene Vollmundigkeit wiederherstellen und für ein ausreichendes Sättigungsgefühl sorgen. Die wirtschaftliche Bedeutung dieser Zusatzstoffgruppe wird meist unterschätzt. In ihrem mengenmäßigen Einsatz in der Lebensmittelindustrie rangieren sie an zweiter Stelle hinter den Geschmacksstoffen und noch vor Emulgatoren, Konservierungsmitteln und anderen Zusatzstoffen.

Das Grundgerüst der aus Rotalgen gewonnenen Karrageenane besteht wie das des Agar-Agar-Grundstoffs Agarose aus einer Galaktose- und einer 3,6-Anhydro-Galaktose-Einheit (Abbildung 6). ϰ-Karrageenan besitzt am C-Atom 4 der Galaktose-Einheit eine Sulfatgruppe. Die Anhydro-Galaktose-Einheiten verleihen dem ϰ-Karrageenan hydrophobe und die Sulfatreste hydrophile Eigenschaften. Für die Ausbildung eines bestimmungsgemäß erforderlichen Gels müssen zu einer Helix konformierte Molekülketten ohne stark verzweigte Seitenäste und daneben solche aktive Gruppierungen vorliegen, die eine weitergehende Vernetzung ermöglichen.

Stark vereinfacht kann man sich die Gelierung des ϰ-Karrageenans so vorstellen: Die voluminösen Sulfatgruppen richten sich derart aus, daß ihr Abstand 13 A° wird und sie sich an einer Seite einer Doppelspirale befinden. Die Verbindung der ungeordneten Ketten zu Doppelhelices erfolgt beim Abkühlen einer erhitzten Lösung. Danach treten Aggregation und Ausbildung eines drei*M*imensionalen Netzwerks ein. Dessen Zwischenräume werden durch Wasser und andere kleine Moleküle und Ionen besetzt (Abbildungen 7 und 8).

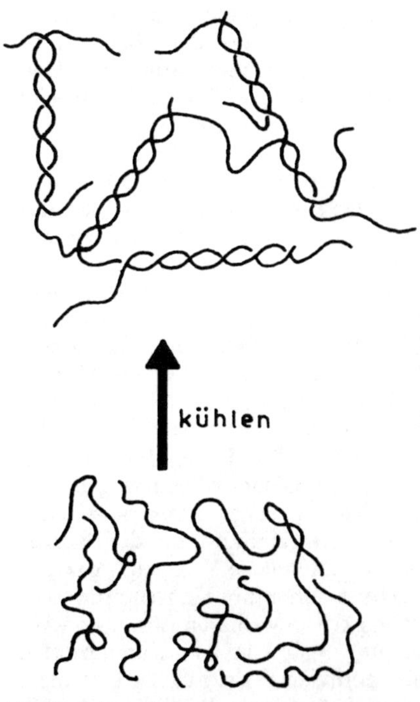

Abb. 7. Schematische Darstellung des Geliermechanismus von Karrageenanen (Rees 1972)

Mit Fadenmolekülen wie den Galaktomannanen des Guar- oder Johannisbrotkernmehles können die Karrageenane zu festeren oder geschmeidigeren Gelen kombiniert werden (Abbildung 9). Davon wird z. B. bei der Stabilisierung von Speiseeis Gebrauch gemacht.

Tabelle 1
Funktionelle Effekte von Hydrokolloiden auf Lebensmittel

Effekt	Einsatzgebiet
Verdickung	dickflüssige und pastöse Lebensmittel (Soßen, Suppen, Füllungen)
Stabilisierung	Emulsionen (Soßen, Mayonnaisen, Speiseeis) Dispersionen (Milchmixgetränke) Schäume (Bierschaum, Schlagcreme, Desserts)
Kristallmodifizierung	konzentrierte Lösungen (Sirupe) weiche Texturen (Speiseeis)
Wasserbindung	synärese-gefährdete Lebensmittel (Käsezubereitungen, Schmelzkäse, Gefrierware)
Aromenfixierung	sprühgetrocknete Produkte
Filmbildung	eßbare Überzüge (Fleisch-, Süßwaren)
Gelbildung	Gelee-Erzeugnisse (Fruchtgelee, Gelee-Pudding, Desserts, Aspik)

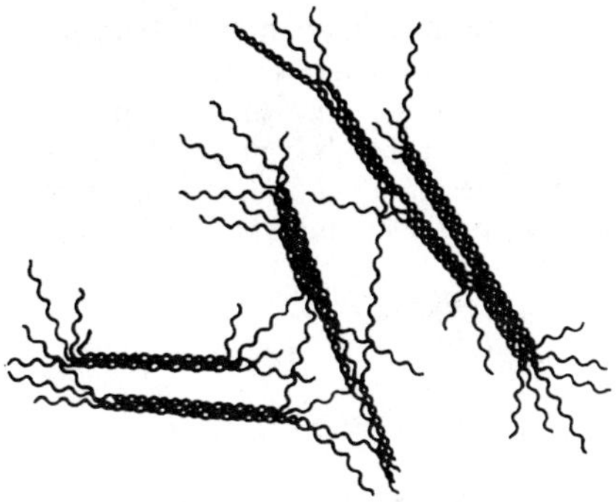

Abb. 8. ϰ-Karrageenan-Gelschema (Bryce, Rees u. a. 1974)

Die Verbreiterung des Einsatzspektrums solcher natürlicher Hydrokolloide und insbesondere die Eröffnung weiterer Einsatzgebiete durch physikalische oder chemische Modifizierung werden zwangsläufig zu einer Verknappung auf dem Weltmarkt führen. Man ist darum zunehmend bemüht, mikrobiell oder halbsynthetisch neue Rohstoffquellen zu erschließen. In diesem Sinne wird versucht, natürliche Stärken und Zellulosen sowie mikrobielle Polysaccharide, insbesondere durch gezielte Modifizierung der Grundmoleküle, mit den funktionellen Eigenschaften der

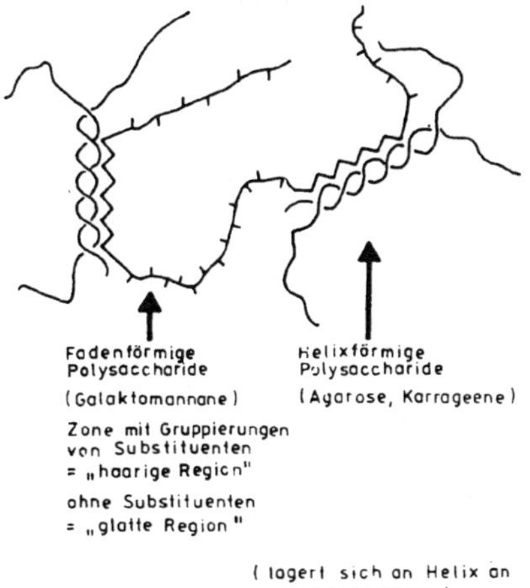

Abb. 9. Quervernetzung von helix- und fadenförmigen Polysacchariden

Pflanzengummen und Algenpolysaccharide auszustatten. Mit der Entwicklung gel- und körperbildender Stärkehydrolysenprodukte wurde ein wichtiger Schritt auf diesem Wege getan und begonnen, durch Einbau von Substituenten, spezifische Oxydation, Einführung hydrophober Seitenketten und chemische Vernetzung die schon erreichte Effektivität zu steigern und eine Herabsetzung der enzymatischen Angreifbarkeit sowie weitere anwendungstechnische Eigenschaften zu erzielen.

Literatur kann vom Verfasser angefordert werden.

Prof. Dr. habil. B. Gaßmann
Zentralinstitut für Ernährung
der AdW der DDR
Potsdam-Rehbrücke

W. Baatz

Milchwirtschaft im Bezirk Rostock

Die Verbesserung der Versorgung der Bevölkerung auf dem Lande durch die Weiterentwicklung der kooperativen Beziehungen zwischen Produktion und Handel

Die Erfüllung der Versorgungsaufgaben

Die territoriale Lage des Ostseebezirkes (Ost-West-Ausdehnung über 200 km, Nord-Süd-Grenze zwischen 20 und 60 km) stellt an die Vertriebsgestaltung sehr hohe Anforderungen. Der Bezirk hat 14 Kreise, in denen 6 Kooperationsverbände auf dem Gebiet der Milchwirtschaft tätig sind. In 345 Gemeinden bzw. Orten unter 5000 Einwohnern leben 39% der Bürger des Bezirkes.

6 Kombinate Milchwirtschaft und 2 Molkereigenossenschaften tragen dafür Verantwortung, daß täglich für annähernd eine Million Einwohner des Ostseebezirkes zur bedarfs-, sortiments- und qualitätsgerechten Versorgung rund

- 273 t Trinkvollmilch
- 16 t Milchmischgetränke
- 2 t Joghurt
- 35 t Buttermilch
- 14 t Speisequarkerzeugnisse
- 43 t Butter
- 16 t Fettkäse

bereitgestellt werden. Hinzu kommen die Aufgaben für die Urlauberversorgung. Rund 11 Millionen Wochenend- und Naherholer sowie etwa 2,6 Mio Urlauber erwarten ein reichhaltiges Angebot auch an Milch und Milcherzeugnissen.

Im Produktionsprogramm der Betriebe befinden sich u. a.

- ein umfangreiches Sortiment an Trinkmilch, Sauermilch- und Milchmischgetränken sowie Sahneerzeugnissen
- 4 Sorten Speisequark von 0 bis 50% Fett in der Trockenmasse
- 10 Sorten Speisequarkzubereitungen
- 6 Sorten Butter
- 9 Sorten Schnittkäse
- 9 Sorten Weichkäse.

In Tabelle 1 ist der Prokopfverbrauch einiger wichtiger Erzeugnisse dargestellt.

Unter aktiver Mitwirkung der Kooperationsverbände arbeiten im Bezirk derzeitig 21 Kooperationsverkaufsstellen und Kooperationsabteilungen in Kaufhallen. Mit der immer weiter fortschreitenden Entwicklung in unserer Republik erwachsen objektive Bedingungen, die bestehenden und bewährten Formen des Zusammenwirkens von Produktion und Handel zu qualifizieren und neue Formen zu entwickeln. Die langfristige territoriale Sortimentskonzeption für Milch und Milcherzeugnisse für die Jahre 1976 bis 1980 sieht vor, weitere 25 Kooperationsverkaufsstellen zu entwickeln.

Wir müssen dabei berücksichtigen, daß die Bedürfnisse unserer Bürger nach einem reichhaltigen stabilen Sortiment in hoher Qualität noch anspruchsvoller werden und von uns höhere Leistungen erfordern.

Insgesamt werden im Bezirk über 3000 Versorgungseinrichtungen täglich mit Milch und Milcherzeugnissen beliefert. Dazu sind über 90 Vertriebslinien erforderlich. Hinzu kommen Vertriebslinien, die über den Bezirk hinaus durch Sortimentsaustausch zur Verbesserung der Effektivität der Versorgungstätigkeit und des Versorgungsniveaus beitragen.

Die Direktbelieferung der Versorgungseinrichtungen durch die Betriebe der Milchwirtschaft ist in Tabelle 2 dargestellt.

Rationelle Lager- und Vertriebsorganisation — wichtige Voraussetzung einer sortiments- und bedarfsgerechten Versorgung auf dem Lande

Wie schon darauf hingewiesen, sind im Bezirk täglich über 3000 Versorgungseinrichtungen zu beliefern. Dabei sind einbezogen

- — 1700 Verkaufsstellen, davon 1066 auf dem Lande
- — 1200 Großverbraucher
- — 300 Gaststätten.

Die Problematik besteht darin, daß Milch und Milcherzeugnisse auf Grund

Tabelle 1
Entwicklung des Prokopfverbrauchs ausgewählter Milcherzeugnisse im Bezirk Rostock in kg

Erzeugnis	1971	1975	1976	Entwicklung 1975:1971 (in %)
Trinkvollmilch/Sahne	95,2	103,6	105,0	108,8
Joghurt	0,4	0,7	0,7	173,0
Buttermilch	11,6	12,5	11,4	108,2
Milchmischgetränke	0,6	3,5	5,1	579,7
Nichtreifender Käse	3,1	4,0	4,0	127,4
Frische Rahmbutter	—	4,5	5,2	—
Fettkäse	4,4	4,9	4,9	112,8

ihrer Zusammensetzung verhältnismäßig differenzierte Lager- und Vertriebsbedingungen benötigen.

Eine unbedingte Voraussetzung, will man Qualitätsbeeinträchtigungen verhindern, ist die Einhaltung der Kühlkette vom Produzenten bis zum Einzelhandel. Nachteilig wirkt sich derzeitig der Mangel an entsprechenden Kühlflächen und Thermofahrzeugen aus. Ein TGL-gerechter Transport bezüglich der Einhaltung der Kühlkette ist so nicht immer gegeben, so daß besonders in der warmen Jahreszeit Kompromisse eingegangen werden müssen. In vielen Landverkaufsstellen kommt beispielsweise der Joghurtabsatz wegen fehlender Kühleinrichtungen fast völlig zum Erliegen. Der Vertrieb von nichtreifendem Käse ist überall dort problematisch, wo keine Thermofahrzeuge zur Verfügung stehen und die Verteilung mit den Trinkmilchtouren ungekühlt erfolgt, wie in den Kreisen Rostock-Land, Rügen, Stralsund, Wismar und Bad Doberan. Deshalb ist auch die Stabilität des Angebots in den Landverkaufsstellen sehr differenziert einzuschätzen.

Die fehlenden Kühleinrichtungen wirken auch hier in den meisten Fällen einem stabilen Angebot in voller Sortimentsbreite entgegen.

Obwohl die Absatzentwicklung bei „Frische Rahmbutter" insgesamt positiv ist, kann die Differenziertheit zwischen den Kreisen nicht befriedigen. Beträgt der Anteil Rahmbutter am Gesamtbutterabsatz im Bezirksdurchschnitt derzeitig 34,5%, so liegen die Kreise Rügen und Wolgast bei 21,4% bzw. 22,9%, Wismar-Stadt und Rostock-Stadt aber bei 49,0% und 42,4%.

Die Ursachen sind in erster Linie darin zu sehen, daß das Handelsnetz speziell auf dem Lande ungenügend entwickelt ist, Transportkapazitäten zwecks Einbeziehung weiterer Verkaufsstellen und zur Erhöhung der Lieferhäufigkeit fehlen und die Verkaufsstellen ungenügend mit Kühlmöbeln zur besseren Bestandshaltung ausgestattet sind.

Aus dem Kompromiß zwischen materiell-technischer Basis und den Anforderungen hinsichtlich eines stabilen Angebots bis Ladenschluß hat sich für den Vertrieb der flüssigen Erzeugnisse und deren Lieferhäufigkeit folgende Regelung herausgebildet:

- In der Bezirkshauptstadt werden alle Kaufhallen und zusätzlich 40 weitere mit dem Handel abgestimmte Verkaufsstellen zweimal täglich beliefert
- In den übrigen Versorgungsbereichen werden
  - Spezial-, Saison- und Schwerpunktverkaufsstellen (zirka 10 bis 15 Objekte pro Kreis) täglich zweimal
  - alle anderen Verkaufsstellen täglich einmal

beliefert.

Auf der Grundlage der vertraglichen Beziehungen erfolgen auf Anforderung Nachbelieferungen, wovon aber weitestgehend die Landverkaufsstellen ausgeschlossen sind.

Versuche, generell auch Landverkaufsstellen in das System der zweimaligen Belieferung mit einzubeziehen, scheiterten bisher an der zur Verfügung stehenden materiell-technischen Basis.

Tabelle 2 gibt darüber Auskunft, daß neben den flüssigen Erzeugnissen auch sämtliche nichtreifenden Käse (Speisequark, Speisequarkzubereitungen) durch die Betriebe der Milchwirtschaft direkt vertrieben werden. Sie organisieren dazu eigenverantwortlich für ihren Versorgungsbereich die Zulieferungen der einzelnen Sortimente auf vertraglicher Basis. Damit wird gesichert, daß alle im Bezirk hergestellten Sortimente überall, auch in den ausgesprochen ländlichen Gebieten, gleichermaßen angeboten werden können.

Der Frischdienst bei nichtreifendem Käse beliefert 1857 Versorgungseinrichtungen, davon mit der Lieferhäufigkeit

- 650 Objekte = 35% täglich
- 93 Objekte = 5% 3× wöchentlich
- 1059 Objekte = 57% 2× wöchentlich.
- 55 Objekte = 3% 1× wöchentlich.

Von den Versorgungseinrichtungen, die nur einmal bzw. zweimal wöchentlich beliefert werden, sind rund 85% ausgesprochene Landverkaufsstellen.

Aus der vorgenannten Schilderung darf nun nicht die Schlußfolgerung gezogen werden, daß der Landhandel mit Milch und Milcherzeugnissen vollkommen ungenügend entwickelt ist. Es sollte vielmehr auf einige Schwerpunkte aufmerksam gemacht werden, die in der Versorgungstätigkeit derzeitig noch Sorgen bereiten und die im Vergleich zur städtischen Versorgung noch nicht zufriedenstellend gelöst sind.

Trotz dieser Probleme gibt es im Bezirk bezüglich des Landhandels eine Reihe positiver Ergebnisse, die uns die Gewißheit geben, auf dem begonnenen Weg der Vertiefung der kooperativen Beziehungen zum Einzel- und Großhandel weiterzuarbeiten und alle sich bietenden Möglichkeiten der Nutzung von Reserven auszuschöpfen.

Die Angaben in der Tabelle 3 über den Prokopfverbrauch einiger wichtiger Milcherzeugnisse in ausgesprochenen Landkreisen im Vergleich zum Durchschnittsverbrauch im Bezirk und in Stadtkreisen soll das bestätigen.

In Auswertung der Analysen der Warenbereitstellung, der Entwicklung des Prokopfverbrauchs und der verstärkten Anforderungen seitens des Landhandels bei flüssigen Milcherzeugnissen (Zweitbelieferung), Speisequark, Speisequarkzubereitungen, Joghurt und Rahmbutter ist ersichtlich, daß in den Jahren bis 1980 ein großer Aufwand erforderlich wird, der die vorhandenen Kapazitäten vor ernste Probleme stellt.

Wie schätzen nun die Konsumgenos-

Tabelle 2
Übersicht über den Stand der Direktbelieferung der Versorgungseinrichtungen

Sortiment	Absatzmenge gesamt (t)	davon Direktbezug (t)	Direktbezug (%) zum Gesamt-Absatz
Flüssige Milcherzeugnisse	116000	116000	100,0
Butter	15000	5154	34,4
Nichtreifender Käse	4000	4000	100,0
Fettkäse	6000	500	8,4
	141000	125654	89,2

senschaften als eigentliche Träger der Landversorgung die derzeitige konkrete Situation im Bezirk Rostock ein?

Die Versorgung der Landbevölkerung durch die konsumgenossenschaftliche Organisation erfolgt gegenwärtig über 1066 Versorgungseinrichtungen, davon

- 24 ländliche Einkaufszentren
- 501 A-Verkaufsstellen (Waren des täglichen Bedarfs mit 10% Industriewarenanteil)
- 110 B-Verkaufsstellen (15% Industriewarenanteil)
- 431 sonstige Versorgungseinrichtungen.

Ergänzend dazu sind 15 Versorgungsfahrzeuge für die ambulante Versorgungstätigkeit in Orten eingesetzt, in denen derzeitig keine Möglichkeiten für einen stationären Handel gegeben sind.

Gegenwärtig gibt es 725 Orte bzw. Ortsteile, von denen 320 ambulant bzw. über den Bestelldienst versorgt werden.

Für die Bevölkerung von etwa 120 Orten besteht die Möglichkeit des Einkaufs im stationären Handelsnetz, weil sie im Bereich zumutbarer Einkaufswege liegen und verkehrstechnisch günstig zu erreichen sind.

280 Orte werden derzeitig weder stationär noch ambulant versorgt. Von den insgesamt 1066 Versorgungseinrichtungen auf dem Lande entsprechen laut Einstufung nach dem Bau- und Ausrüstungszustand 414 Einrichtungen = 38,8% den perspektivischen Anforderungen.

310 Einrichtungen erfordern geringfügige bauliche Veränderungen und ganz oder teilweise neue Ausrüstungen.

170 Einrichtungen müssen erheblich bau- und ausrüstungsseitig rekonstruiert werden. 172 Einrichtungen sind ablösungsbedürftig.

In den zuletzt genannten Einrichtungen sind nicht nur die Arbeits- und Lebensbedingungen der Mitarbeiter des Handels unbefriedigend, sondern auch die Versorgungsaufgabe kann durch den mangelhaften Zustand der materiell-technischen Basis nur mit einem hohen Aufwand an körperlich schwerer Arbeit und Abstrichen in der zu demonstrierenden Sortimentsbreite gesichert werden.

Tabelle 3
Vergleich des Prokopfverbrauchs ausgewählter Milcherzeugnisse in kg zwischen Land- und Stadtkreisen 1976

Erzeugnis	Durchschnittswert Bezirk	Landkreis		Stadtkreis	
Fettkäse/-quark	6,0	Grevesmühlen	5,9	Greifswald-Stadt	6,6
Sauermilchkäse	0,3	Wolgast	0,4	Wismar-Stadt	0,4
Speisequark, mager	3,0	Wismar-Land	3,3	Rostock-Stadt	3,3
Trinkmager- und Buttermilch	16,1	Stralsund-Land	37,0	Greifswald-Stadt	13,2
Frische Rahmbutter	5,2	Grevesmühlen	6,4	Wismar-Stadt	7,2

Schlußfolgerungen und erforderliche Maßnahmen zur weiteren Stabilisierung des Vertriebes

Die ständig wachsenden Anforderungen der Verbraucher verlangen eine sortiments- und qualitätsgerechte Warenbereitstellung, wobei die Warenstreuung so zu gestalten ist, daß Disproportionen zwischen Angebot und Nachfrage vermieden werden.

Bei den flüssigen Milcherzeugnissen steht dabei echt die Frage der schrittweisen Erhöhung der Anzahl an Versorgungseinrichtungen, die täglich eine Zweitbelieferung erhalten. Die Lieferhäufigkeit in den Landverkaufsstellen ist besonders unter dem Blickwinkel der Verbesserung der Versorgung unserer Landbevölkerung und der schrittweisen Annäherung von Stadt und Land zu sehen. Stabile und dauerhafte Lösungen in der Landversorgung werden in der vor uns stehenden Entwicklung davon geprägt, inwieweit es uns gelingt, durch ein rationell und dynamisch arbeitendes Vertriebssystem weitere Reserven zu erschließen und die Kühl- und Lagerbedingungen zu verbessern.

Das trifft besonders für die Erzeugnisse Joghurt, Speisequarkzubereitungen und Frische Rahmbutter zu, die derzeitig ungenügend gehandelt werden.

Bei Speisequark und -zubereitungen hängt die Verbesserung des Versorgungsniveaus in erster Linie davon ab, inwieweit es gelingt, die Lieferhäufigkeit zu erhöhen und die Bestandshaltung zu verbessern.

Die Analyse hat ergeben, daß zur Verbesserung des Versorgungsniveaus bei Fettkäse in allen Versorgungsbereichen (Stadt und Land) und zur Erhöhung der Versorgungswirksamkeit besonders die Weichkäsesorten stärker in die Vertriebsorganisation einbezogen werden müssen. Eine wesentliche Voraussetzung dazu ist aber, daß zusätzliche Frischdiensttouren (Angebotstouren) gefahren und die erforderlichen Spezialfahrzeuge bereitgestellt werden.

Eine wichtige Maßnahme im Rahmen der weiteren Stabilisierung des Vertriebs ist der schrittweise Aufbau von entsprechenden Kühleinrichtungen in den Verkaufsstellen (auch Beseitigung der hohen Störanfälligkeit durch Ausbau des Wartungs- und Servicedienstes), damit Voraussetzungen zur TGL-gerechten Lagerung der Erzeugnisse geschaffen werden und das Disponieren und die Bestandshaltung im Interesse eines ständigen Angebots erleichtert wird. Effektive und stabile Lösungen bei der Landversorgung mit Milch und Milcherzeugnissen sind nur über noch engere Kooperationsbeziehungen zwischen Produktion und Handel zu verwirklichen.

Deshalb verfolgen wir den beschrittenen Weg der Errichtung von Kooperationsverkaufsstellen für Milch und Milcherzeugnisse in Ballungszentren der Landbevölkerung konsequent weiter.

Gegenwärtig arbeiten mit gutem Erfolg die Kollektive in der

- Kooperationsverkaufsstelle Ribnitz-Damgarten
- Kooperationsverkaufsstelle Prerow

in den Kooperationsabteilungen der

- Kaufhalle Tessin
- Kaufhalle Zingst
- Kaufhalle Putbus.

Diese Kollektive demonstrieren der Bevölkerung auf dem Lande beispielhaft die gewachsenen volkswirtschaftlichen Möglichkeiten einer stabilen Versorgung mit Milch und Milcherzeugnissen bis Ladenschluß, eine volle Sortimentsbreite und ein hohes Verkaufsniveau.

Der Aufbau weiterer Kooperationsobjekte ist vorgesehen in Schönberg (Kreis Grevesmühlen), Binz (Kreis Rügen), Neukloster (Kreis Wismar), Bad Kleinen (Kreis Wismar), Groß Stieten (Kreis Wismar), Bad Doberan (Kreis Bad Doberan), Kühlungsborn (Kreis Bad Doberan), Ahlbeck (Kreis Wolgast) und Zinnowitz (Kreis Wolgast).

Die erreichten Ergebnisse geben uns Gewißheit, daß wir bei zielstrebiger Arbeit vorankommen werden.

Unser Ziel ist es, in allen Verkaufsstellen ein breites qualitativ hochwertiges Angebot an Milch und Milcherzeugnissen zu sichern. Dazu gilt es, entscheidende Fragen der Bilanzierung, der personellen und materiellen Absicherung sowie der Vertriebsformen zu klären.

Dipl.-Ing. oec. W. Baatz
Vereinigung der Milchwirtschaft des Bezirkes Rostock

R. Barthelmann und K. Möller

Erfordernisse zur Erhöhung des Wirkungsgrades der Versorgung der Bevölkerung in ländlichen Territorien mit Lebensmitteln und Speisen*

Im Rahmen des folgenden Beitrages sollen einige ausgewählte Aspekte der Versorgung der Bevölkerung in ländlichen Territorien mit Lebensmitteln unter dem Aspekt der höheren gesellschaftlichen Anforderungen und der Bedingungen des Übergangs zu industriemäßiger Produktion in der Landwirtschaft der DDR dargestellt werden. Sie ergeben sich aus einer Studie, die von uns im Kreis Bad Doberan erarbeitet wurde und die die Bildung der Agrar-Industrie-Vereinigungen (AIV) in der DDR berücksichtigt.

In dieser Studie wurden wichtige Zusammenhänge und Erfordernisse des Überganges der Landwirtschaft zu industriemäßigen Methoden der Produktion und der Aufgaben des sozialistischen Einzelhandels, besonders auch der Versorgungsaufgaben in einem Territorium, untersucht.

Die bedeutsamsten Erscheinungen, Faktoren und Erfordernisse, insbesondere im Hinblick auf die Versorgung der Bevölkerung mit Lebensmitteln und Speisen, sind u. E. folgende:

- Mit dem Übergang zur industriemäßigen Produktion in der Landwirtschaft der DDR ist die Entwicklung der Lebensbedingungen auf dem Lande als grundlegender Faktor für die weitere Herausbildung der sozialistischen Lebensweise verbunden.
- Die kontinuierliche Versorgung, vor allem auch mit Lebensmitteln und Speisen am Wohn- und Arbeitsort, mit geringstem Zeitaufwand für die Bevölkerung, ist ein wichtiger Bestandteil der Lebensbedingungen. Die Einkaufshandlungen und Aufwendungen für die tägliche Speisenzubereitung nehmen einen beträchtlichen Zeitfonds in Anspruch und belasten vor allem die Frauen.
- Mit dem Übergang zu industriemäßigen Produktionsmethoden in der Landwirtschaft verändern sich die Lebensbedingungen, aber auch die Lebens- und Verbrauchsgewohnheiten der Arbeiter und Genossenschaftsbauern. Neue Bedürfnisse und Anforderungen an die Bedingungen der Bedürfnisbefriedigung zur täglichen Versorgung der Werktätigen und ihrer Familien entstehen.
- Die Konzentration und Spezialisierung der landwirtschaftlichen Produktion und die neue Organisation des gesellschaftlichen Produktions- sowie des Arbeitsprozesses erfordern eine dementsprechende Gestaltung der Bedingungen zur täglichen Speisenversorgung der Werktätigen am Arbeitsplatz. Es ergeben sich aber zugleich bedeutsame Wirkungen für die Speisenversorgung der ganzen Familie. Die gesellschaftlichen Forderungen nach Erhöhung des Anteils der Gemeinschaftsverpflegung sind in den letzten Jahren besonders auf dem Lande sprunghaft angestiegen. Ebenso haben sich die Anforderungen an den Einzelhandel hinsichtlich der Lebensmittelsortimente, aber auch der Organisation der Verkaufsbedingungen und -zeiten verändert (u. a. durch Rückgang der individuellen Hauswirtschaften der LPG-Mitglieder).
- Mit der Konzentration der Produktion verbunden ist die standortmäßige Konzentration von Produktionsstätten und die Trennung von Wohn- und Arbeitsort. Die infrastrukturellen Bedingungen der Dörfer und ländlichen Territorien ändern sich. Das gilt auch für die Einrichtungen des Handels, des Gaststättenwesens und für die Gemeinschaftsverpflegung. Das bisherige territoriale Netz dieser Einrichtungen entspricht vielfach nicht mehr den perspektivischen Anforderungen.
- In den ländlichen Territorien wird es immer erforderlicher, zwischen verschiedenen Gemeinden und zwischen den Gemeinden und Betrieben zusammenzuarbeiten, um im Territorium optimale Bedingungen zur Befriedigung der vielfältigen und neuen Bedürfnisse der Bevölkerung zu schaffen. Die Gemeindeverbände haben sich als der richtige Weg hierzu erwiesen. Mit der jetzt vor sich gehenden Ausprägung der inhaltlichen Aufgaben der Gemeindeverbände sollten auch die Fragen des territorialen Netzes von Versorgungseinrichtungen für Lebensmittel und Speisen die notwendige Beachtung finden.
- Mit der Entwicklung der Bedürfnisse der Landbevölkerung hat sich das Niveau der Anforderungen an die Leistungen der Versorgungseinrichtungen erhöht. Auf dem Gebiet der gesunden Ernährung muß jedoch festgestellt werden, daß die Einrichtungen auf dem Lande mit ihrem Personal diesen Anforderungen nicht im gewünschten Maße entsprechen.

*

Aus diesen Erscheinungen ergibt sich, daß unter der Leitung der Organe des Staates, insbesondere der Bezirksräte und Kreisräte, die Entwicklung der Versorgungseinrichtungen auf dem Lande (der Verkaufsstellen des Einzelhandels für Nahrungs- und Genußmittel, der Gaststätten und des Netzes der Betriebsküchen) und des Wirkungsgrades der Versorgung der Bevölkerung verbessert werden muß.

Dazu wäre es u. E. notwendig, folgende Maßnahmen zu realisieren bzw. folgende Bedingungen weiter zu vervollkommnen:

1. Die wachsenden Versorgungsaufgaben sind nur in enger Zusammenarbeit zwischen den örtlichen Organen der Staatsmacht und den Leitungen der Betriebe auf der Grundlage komplexer Entwicklungskonzeptionen zu lösen.
   Notwendige Entscheidungen zur Gestaltung des Systems der Versorgungseinrichtungen können nicht mehr nur nach lokalen oder betrieblichen Gesichtspunkten, als Teillösungen oder Tageslösungen getroffen werden, sondern sollten auf der Grundlage einer exakten Analyse für überschaubare Zeiträume vorbereitet werden. Bei diesen Analysen

* (Siehe hierzu auch den Artikel von D. Schilling „Bessere Lebensmittelversorgung der Dorfbevölkerung — ein Beitrag zur weiteren Annäherung von Stadt und Land" in Heft 6/1977. Die Redaktion.)

ist zu beachten, daß

- jede neue Schaffung oder Rekonstruktion von gesellschaftlichen Einrichtungen zur Versorgung der Bevölkerung mit Lebensmitteln und Speisen den gesellschaftlichen Entwicklungstendenzen, den Schwerpunkten der Versorgungsaufgaben und der Entwicklung der territorialen Strukturen entsprechen muß
- das Netz dieser Einrichtungen den wachsenden Anforderungen der Werktätigen und der Landbevölkerung an kulturvolle, zweckmäßige und effektive Versorgung mit Lebensmitteln und Speisen Rechnung trägt.
- die Tätigkeit dieser Einrichtungen sinnvoll den Bedingungen der Gestaltung des Arbeitstages bzw. der Freizeit angepaßt wird, um Arbeitszeitausfälle bzw. übermäßige Beschränkung der Freizeit zu vermeiden.

2. Die Einrichtungen des Einzelhandels, Verkaufsstellen, Gaststätten und auch betriebliche und kommunale Einrichtungen zur Speisenversorgung, wie sie gegenwärtig genutzt werden, weisen sehr unterschiedliches Niveau auf. Sowohl vom bautechnischen und Ausrüstungszustand her wie auch von den subjektiven Bedingungen können sie nicht allen Forderungen nach gefahrloser Aufbewahrung und ordnungsgemäßer Präsentation, Vorbereitung und Zubereitung verderbgefährdeter Lebensmittel und Speisen entsprechen, wie sie vor allem von diesen Einrichtungen unter den beschriebenen Entwicklungsbedingungen künftig wahrzunehmen sind.
Im Bezirk Rostock entsprechen von den konsumgenossenschaftlichen Einrichtungen nur annähernd die Häfte den perspektivischen Anforderungen. Ihre Leistungsfähigkeit kann weiter erhöht werden ohne besondere rekonstruktive Aufwendungen. Etwa ein Drittel der Einrichtungen entspricht den aktuellen Erfordernissen. Für neue Aufgaben sind sie entsprechend zu erweitern oder neu auszurüsten.
Die anderen Einrichtungen können nur durch erhebliche Aufwendungen zur Veränderung des baulichen und Ausrüstungszustandes wachsende Aufgaben übernehmen. Einige bestehende Einrichtungen sollten im Rahmen der weiteren Entwicklung aufgelöst werden.
Hieran wird deutlich, wie notwendig in jedem Kreis komplexe Analysen und gründlich durchdachte Maßnahmen sind, um den perspektivischen Anforderungen an die Versorgung der Bevölkerung zu entsprechen.
3. Für die weitere Entwicklung der Lebensbedingungen auf dem Lande müßte u. E. in den Territorien eindeutig geklärt werden, wer Träger der Einrichtungen für die Speisenproduktion und Speisenversorgung ist und wie die Zusammenarbeit zwischen verschiedenen Einrichtungen entwickelt werden kann. Weder zu enge betriebliche Auffassungen noch extreme Forderungen nach gesellschaftlichen Einrichtungen sollten in den Festlegungen für eine sinnvolle und effektive Lösung dieser wichtigen Versorgungsaufgaben Eingang finden.
Wo die Voraussetzungen es erlauben, erweist es sich als richtig, daß Betriebe mit eigenen Einrichtungen der Speisenversorgung Interessengemeinschaften für Gemeinschaftsverpflegung mit anderen Betrieben bilden, so wie das beispielsweise im Bereich Ferdinandshof, Bezirk Neubrandenburg, der Fall ist. Ob das aber überall so sein muß oder ob andere Wege beschritten werden, bedarf der gründlichen Analyse. Dabei muß von dem vorhandenen und perspektivisch zu erwartenden Bedarf, der sich aus den veränderten Bedürfnissen der Werktätigen, so wie sie mit der gesellschaftlichen und ökonomischen Entwicklung entstehen, ausgegangen werden.
Weitere Faktoren, die zu beachten sind, sind die vorhandenen und notwendigen Küchenkapazitäten, die Möglichkeiten der weiteren Nutzung, der Rekonstruktion, des Ausbaus und auch der Neueinrichtung. Dazu gehört ebenfalls der erforderliche Transportmittel und -behälterbedarf und der Bedarf an geschultem Personal.
Ohne diese Überlegungen können keine Entscheidungen darüber gefällt werden, wie die Speisenproduktion in einem territorialen Versorgungsbereich organisiert sein soll, wer Träger und Partner hierbei ist.
4. Für die Gewährleistung einer gesunden Ernährung spielt die Qualifikation des Personals von Einrichtungen der Speisenwirtschaft eine wichtige Rolle. Mit den bisherigen Methoden und Formen, wie sie die einzelne LPG für ihre Gemeinschaftsküche anwenden konnte, kann den höheren Anforderungen und größeren Maßstäben nicht mehr entsprochen werden. Die Möglichkeiten der Aus- oder Weiterbildung von Köchen und Küchenleitern für Gemeinschaftsküchen in den landwirtschaftlichen Betrieben sind aber zur Zeit noch nicht vorhanden.

*

Die schnelle Entwicklung der Produktivkräfte und gesellschaftlichen Verhältnisse auf dem Lande, die wachsenden Ansprüche der Werktätigen in der Landwirtschaft sowie der auf dem Lande lebenden Bevölkerung machen es notwendig, in der Leitungs- und Planungstätigkeit den neuen Versorgungsaufgaben, vor allem auch auf dem Gebiet der Lebensmittel- und Speisenversorgung, das nötige Augenmerk zu schenken. Ein hoher Wirkungsgrad der Versorgung der Landbevölkerung auf diesem Gebiet kann nur dann erreicht werden, wenn alle Versorgungsaufgaben auf der Grundlage präziser Analysen und in verantwortungsvoller Zusammenarbeit aller an der Versorgung beteiligten Betriebe und Einrichtungen unter der Leitung der Staatsorgane der Kreise und Gemeinden erfüllt werden.
Dabei muß den realen Erfordernissen der Bedürfnisse der Landbevölkerung entsprochen werden. Es ist der Tatsache Rechnung zu tragen, daß nicht nur die Werktätigen am Arbeitsplatz eine niveauvolle Versorgung erhalten. Die Möglichkeit der Nutzung gesellschaftlicher Speiseneinrichtungen am Wochenende und an freien Tagen mit der ganzen Familie, die Versorgung lediger Werktätiger mit Vollverpflegung, von Kindern, Rentnern und auch zeitweilig im Territorium weilender Gruppen der Bevölkerung (Naherholer, Urlauber) sind zu beachten. Das reicht über die Organisierung der Gemeinschaftsverpflegung im Betrieb hinaus.
Es bedarf an dieser Stelle keiner besonderen Erläuterung, daß bereits ein beachtliches Niveau der Versorgung der Bürger erreicht ist. Aber die rasche Veränderung der Bedingungen auf dem Lande erfordert ebenso wie die aus der Hauptaufgabe und der Wirtschafts- und Sozialpolitik sich ableitenden Aufgaben weitere Schritte. Lösungen in der von uns erörterten Richtung sind Voraussetzung für die Verwirklichung des Anliegens der Gesellschaft für Ernährung in der DDR, die von der SED beschlossenen Aufgaben zur weiteren Überwindung der Unterschiede zwischen Stadt und Land auch auf dem Gebiet der gesunden Ernährung zu erfüllen.

Dr. R. Barthelmann
Sektion Marxismus-Leninismus
Wilhelm-Pieck-Universität Rostock
K. Möller
Schule des Verbandes der Konsumgenossenschaften Kühlungsborn

G. Schulz

Einkaufszentren für die Landbevölkerung

Bedeutung der ländlichen Einkaufszentren insbesondere unter dem Aspekt der Erhöhung ihres Wirkungsgrades im Territorium eines Gemeindeverbandes

Der erreichte gesellschaftliche Entwicklungsstand, der durch die Spezialisierung und Konzentration der Produktion und den Übergang zur industriemäßigen Produktion in der Landwirtschaft gekennzeichnet ist, erfordert von den Volksvertretungen und ihren Organen sowie von den Handels- und Produktionsbetrieben ein hohes Niveau in der sozialistischen Gemeinschaftsarbeit.

Die gemeinsame Aufgabe von Produktion und Handel besteht darin, Erzeugnisse in hoher Qualität entsprechend dem Bedarf der Bevölkerung herzustellen und auf dem kürzesten Weg dem Verbraucher während der gesamten Verkaufszeit stabil und kontinuierlich anzubieten.

Konkret auf die Versorgungs- und Handelstätigkeit bezogen, erfordert dieses, den Landhandel, die Dienstleistungen sowie die gastronomische und kulturelle Betreuung so zu entwickeln, daß das Versorgungsniveau des Landes dem der Städte schrittweise angeglichen wird. Dieses setzt voraus, ein bedarfsgerechtes Warenangebot während der gesamten Ladenöffnungszeit zu gewährleisten und der Bevölkerung auf dem Lande solche Einkaufsbedingungen zu bieten, die den sozialistischen Lebens-, Verbrauchs- und Einkaufsgewohnheiten entsprechen.

Im Agrarbezirk Neubrandenburg besteht diese Notwendigkeit im noch stärkeren Maße als in anderen Bezirken unserer Republik, da die sozialökonomische Struktur im Bezirk Neubrandenburg stark vom Republikdurchschnitt abweicht. So wohnen im Bezirk Neubrandenburg rund 634000 Einwohner in 460 Gemeinden und 33 Städten. Mit nur 59 Einwohnern auf einem km² liegt die Bevölkerungsdichte unseres Bezirkes weit unter dem Republikdurchschnitt von 158 Einwohnern.

In 456 Gemeinden mit einer Einwohnerzahl bis zu 2000 wohnen rund 41 % der gesamten Bevölkerung unseres Bezirkes, während es im Republikdurchschnitt 24,6 % sind.

Von den 1454 Verkaufsstellen „Waren täglicher Bedarf“ und 552 Gaststätten des konsumgenossenschaftlichen Sektors liegen 1210 Verkaufsstellen und 509 Gaststätten in Landgemeinden.

Mit der Konzentration und Spezialisierung der Produktion in der Landwirtschaft erfolgte die schrittweise Bildung von Gemeindeverbänden. Gegenwärtig haben wir im Bezirk 69 Gemeindeverbände, in denen etwa die Hälfte unserer Bevölkerung wohnt.

Aufgabenstellung für die ländlichen Einkaufszentren zur Sicherung einer stabilen und kontinuierlichen Versorgung im Territorium der Gemeindeverbände

Zur Lösung der Versorgungsaufgaben auf dem Lande wurden in der Vergangenheit ländliche Einkaufszentren (LEZ) herausgebildet und weiterqualifiziert. Diese LEZ bilden auf dem Gebiet „Waren täglicher Bedarf“ (WtB) das Zentrum der Versorgung der Bevölkerung im Territorium der Gemeindeverbände. Sie verfügen im wesentlichen über die besten Voraussetzungen für die Sicherung einer den gewachsenen Anforderungen entsprechenden Versorgung. Sie bieten der Bevölkerung auf dem Lande die Möglichkeit, aus einem umfassenden Warenangebot ohne lange Einkaufswege ihre Einkaufswünsche zu befriedigen. Das Warenangebot erfolgt bei zeitsparenden modernen Verkaufsformen auf der Grundlage der vom Verband der Konsumgenossenschaften der DDR herausgegebenen Typensortimente C_1 und C_2.

Unter Berücksichtigung der differenzierten Versorgungsaufgaben, der zu versorgenden Einwohnerzahl sowie der zu gewährleistenden Umlandfunktion werden folgende Versorgungseinrichtungen genutzt:

- LEZ, Typensortiment C_2 mit einer Verkaufsraumfläche von 200 bis 310 m² für etwa 1500 bis 2500 Einwohner
- LEZ, Typensortiment C_1 mit einer Verkaufsraumfläche von 180 bis 230 m² für etwa 850 bis 1500 Einwohner
- WtB-Leit-Verkaufsstelle, Typensortiment B_1 mit einer Verkaufsraum-

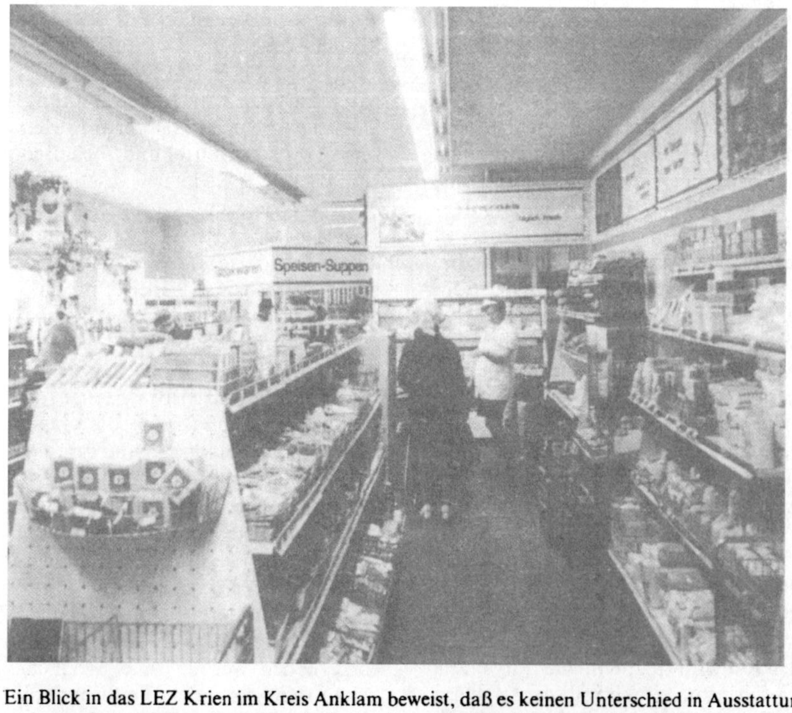

Ein Blick in das LEZ Krien im Kreis Anklam beweist, daß es keinen Unterschied in Ausstattung und Angebot zwischen einer Kaufhalle in einem großstädtischen Ballungsgebiet und einem LEZ zu geben braucht

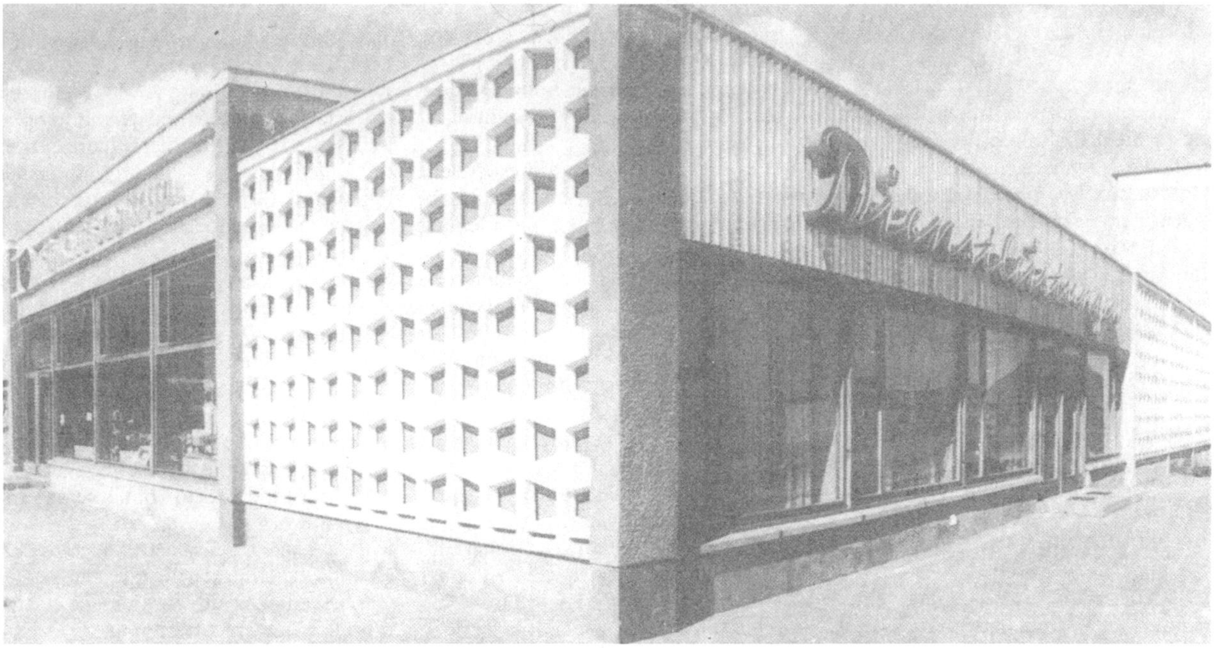

Modern nicht nur innen, schmuck auch die Fassade: das LEZ in Dedelow im Kreis Prenzlau

fläche von mindestens 150 m² für etwa 600 bis 900 Einwohner.

Gegenwärtig bestehen noch nicht in allen Gemeindeverbänden LEZ. Es ist deshalb notwendig, durch entsprechende Rationalisierungs- oder Investitionsmaßnahmen in allen Gemeindeverbänden ein LEZ zu schaffen. Bis zum Wirksamwerden dieser Maßnahme bzw. dort, wo langfristig keine andere Möglichkeit besteht, wird eine größere WtB-Verkaufsstelle, möglichst im Siedlungszentrum des Gemeindeverbandes, so qualifiziert, daß diese die Leitfunktion ausüben kann.

Die LEZ bzw. Leit-Verkaufsstellen haben gegenüber den kleineren und mittleren Verkaufsstellen im Territorium des Gemeindeverbandes vorrangig folgende Schwerpunktaufgaben zu lösen:

1. Durchgängige Sicherung einer den Erfordernissen entsprechenden Angebotsbreite und -tiefe in allen Verkaufsstellen auf der Grundlage der mit der Bevölkerung präzisierten und durch die örtlichen Räte bestätigten Sortimentslisten.
   Die LEZ kaufen bei den Kooperationspartnern so ein, daß sie in den Sortimenten und Artikeln, wo die Mindestabgabemengen des Großhandels bzw. die Verpackungseinheiten der Produktion für die kleineren Objekte im Einzugsbereich zu groß sind, Warenumlagerungen vornehmen können. Weiterhin können die kleinen und mittleren Verkaufsstellen in solchen Sortimenten, wie Artikel der gesunden Ernährung oder Geflügelerzeugnisse über den Bestelldienst diese Waren vom LEZ abrufen. In allen LEZ wurden bzw. werden schrittweise dazu Bereiche für Erzeugnisse der gesunden Ernährung eingerichtet.
2. Personelle Unterstützung der kleineren Verkaufsstellen zur Vermeidung von Schließungen bei Urlaub, Krankheit oder Qualifizierungsmaßnahmen. Diese Form der sozialistischen Gemeinschaftsarbeit hat sich in der Vergangenheit, aber auch bei der Durchsetzung der kürzlich in Kraft getretenen sozial-politischen Maßnahmen, bewährt.
   Gemeinsam wird im gesamten Gemeindeverbandsbereich jährlich der Urlaubsplan sowie der Plan für Qualifizierungsmaßnahmen beraten und abgestimmt. Dadurch kommt es kaum zu Überschneidungen und die Öffnung aller Versorgungseinrichtungen kann abgesichert werden.
3. Organisierung und Durchführung der Arbeitsplatz- und Feldversorgung in Zusammenarbeit mit den Gaststätten während der Bestell-, Pflege- und Erntearbeiten entsprechend den Erfordernissen. Hierzu werden jährlich mit den landwirtschaftlichen Betrieben und Kooperationspartnern konkrete Vereinbarungen abgeschlossen. Die Versorgung erfolgt auf den Feldern durch ambulante Fahrzeuge. Für die Versorgung in den Annahmestellen und Kartoffelsortierplätzen werden überwiegend zeitweilige stationäre Versorgungsstützpunkte eingerichtet. Die ambulante Versorgung läuft dort gut, wo sich Vertreter von Einzelhandel, landwirtschaftlichen Betrieben, örtlichen Räten und Kooperationspartnern gemeinsam an einen Tisch setzen und beraten, welche Maßnahmen erforderlich und durchzusetzen sind, und welche Aufgaben jeder übernimmt. Die Ladenöffnungszeiten werden während dieser Zeit weitgehendst dem Arbeitsrhythmus angepaßt, dabei kommt es nicht selten vor, daß Versorgungseinrichtungen teilweise bis 21.00 Uhr geöffnet haben.
4. Sicherung der Versorgung mit Grundnahrungsmitteln und Getränken bei extremen Witterungsbedingungen sowohl im Sommer bei Hitzeperioden wie auch im Winter bei erhöhtem Schneefall.
   In allen Kreisen wurden gemeinsam mit den örtlichen Räten Verkaufsstellen als Versorgungsstützpunkte festgelegt. Diese erhalten Vorgaben für Grundnahrungsmittel und Getränke, die sie ständig vorrätig haben müssen.
5. Herstellung und weitere Vertiefung der Kooperationsbeziehungen zu allen Lieferpartnern.
   Die LEZ halten einen ständigen Kontakt zu den Kooperationspartnern und regeln für die in ihrem Einzugsbereich liegenden Versorgungseinrichtungen auch solche Fragen wie die Reklamationsbearbeitung und Leergutrückführung — falls Probleme auftreten. Sie beraten die kleineren Verkaufsstellen bei der Vorbereitung und Durchführung des Einkaufs.
6. Gewährleistung einer guten gastronomischen Betreuung der Bevölkerung gemeinsam mit den Gaststätten anläßlich der vielfältigen Veranstal-

tungen in den einzelnen Gemeinden. Mitarbeiter der LEZ führen die Versorgung in den Gemeinden anläßlich der Sport-, Heimat- und Erntefeste durch.

Bei ihrer verantwortlichen Tätigkeit werden die LEZ durch den Vorstand, durch die Fachbereiche der Konsumgenossenschaften und durch die Leitungen der Filialbereiche unterstützt. Die Anleitung und Unterstützung erfolgt unmittelbar am Arbeitsplatz bzw. in den monatlichen Verkaufsstellenleiterberatungen.

Sozialistische Gemeinschaftsarbeit als wichtigste Voraussetzung zur Lösung der Versorgungsaufgaben

Die erfolgreiche Entwicklung eines niveauvollen Landhandels erfordert die Herausbildung und weitere Qualifizierung der Kooperationsbeziehungen zu allen Lieferpartnern auf der Grundlage konkreter Rahmenverträge und Vereinbarungen.

Verträge und Vereinbarungen sind jedoch erst dann für den Kunden vorteilhaft, wenn jeder Partner seine betrieblichen Belange der Erreichung hoher und stabiler Versorgungsleistungen unterordnet. Sie erfüllen nur ihren Zweck, wenn jeder Mitarbeiter, egal in welchem Bereich oder welcher Ebene er arbeitet, sich täglich bemüht, die in den Verträgen und Vereinbarungen getroffenen Festlegungen verantwortungsbewußt durchzusetzen.

Um auf dem Lande ein den Bedarfswünschen der Verbraucher entsprechendes Sortiment durchgängig in hoher Qualität anbieten zu können, müssen wir gemeinsam mit unseren Partnern erreichen, daß

- der Einkauf auf der Grundlage aussagefähiger Bedarfsermittlungsunterlagen gewissenhaft vorbereitet und regelmäßig durchgeführt wird
- durch Verkürzung des Lieferrhythmus, durch eine straffe Qualitätskontrolle sowie durch qualitätserhaltende Maßnahmen auf dem Transport und in den Versorgungseinrichtungen ständig der Bevölkerung frische Ware in hoher Qualität während der gesamten Ladenöffnungszeit angeboten wird
- durch eine fach-, sachkundige Bedienung und Beratung sowie niveauvolle Warenpräsentation die Kunden zum Kauf angeregt werden
- durch die Produktionsbetriebe schrittweise größere Mengen solcher Artikel hergestellt und dem Handel angeboten werden, die heute noch nicht immer ausreichend zur Verfügung stehen und nicht zuletzt
- eine gleichbleibende hohe Qualität und Preisdisziplin gewährleistet wird.

So lange es noch Versorgungsbereiche gibt, in denen nicht ständig frische Backwaren, frisches Obst und Gemüse und frischer Speisequark angeboten werden können oder die Belieferung einiger Verkaufsstellen mit Trinkmilch oder Brötchen erst nach 11.00 Uhr erfolgt, müssen wir gemeinsam für die Abstellung dieser oftmals subjektiven Mängel arbeiten.

Die schrittweise Lösung der genannten Aufgaben erfordert, die Kooperationsbeziehungen zwischen allen Partnern vorbildlich zu entwickeln, d. h., alle Mitarbeiter und Beteiligten innerhalb der Kooperations-Kette müssen enger zusammenarbeiten und von einer rein administrativ vertraglichen Beziehung zu einer echten sozialistischen Gemeinschaftsarbeit in neuer Qualität gelangen. Dabei kommt es darauf an, daß die sozialistische Gemeinschaftsarbeit sich nicht nur von Leiter zu Leiter sondern auch von Kollektiv zu Kollektiv und von Brigade zu Brigade weiter entwickelt und festigt. Damit wird erreicht, daß der erzieherische Einfluß der Arbeitskollektive auf die Kollektive im Einzelhandel durch das bessere gegenseitige Kennenlernen der Bedingungen in der materiellen Produktion und im Handel vertieft wird.

Mit der ständig steigenden Produktion von Erzeugnissen der Lebensmittel- und Nahrungsgüterindustrie wird uns insbesondere in den Sortimenten der Mundproduktion die Aufgabe gestellt, den wachsenden Warenfonds in höherer Qualität und mit besseren Gebrauchswerteigenschaften, insbesondere unter dem Aspekt der gesundheitsfördernden Ernährung, unseren Kunden anzubieten. In immer mehr Kollektiven rückt die qualitätsgerechte Produktion in das Zentrum der politischen Führung des sozialistischen Wettbewerbs. Dabei schätzen wir jedoch auf Grund unserer bisherigen Erfahrungen ein, daß es uns insgesamt noch nicht gelungen ist, generell und durchgehend Qualität zu produzieren, zu erhalten und anzubieten. Im Einzelhandel und in der Produktion müssen wir unsere Kollektive so befähigen, daß sie an jedem Tag mit gleicher Qualität ihre Aufgaben lösen und ein einmal erreichtes Niveau nicht wieder preisgeben.

Ausgehend von den praktischen Erfahrungen in 3 LEZ wurde durch eine Arbeitsgruppe im Bezirk eine Konzeption zur Qualifizierung und Koordinierung der Versorgungsprozesse in Verbindung mit einem konkreten Schrittfolgeprogramm erarbeitet.

Um alle darin enthaltenen Maßnahmen materiell, finanziell und termingerecht abzusichern, wurde diese Konzeption mit allen an der Versorgung beteiligten und für die Versorgung verantwortlichen Betrieben und Institutionen abgestimmt.

Es ist vorgesehen, in jedem Kreis in einem Gemeindeverband ein LEZ als Konsultationszentrum herauszubilden und ständig den Erfordernissen weiter zu qualifizieren.

Zur Entwicklung einer breiten Masseninitiative wird die Bevölkerung im Territorium des jeweiligen Gemeindeverbandes umfassend in Einwohnerversammlungen informiert.

Mit allen Lieferpartnern werden Grundsatzaussprachen mit dem Ziel geführt, die noch vorhandenen und oftmals ungerechtfertigten Niveauunterschiede zwischen Stadt und Land, aber auch zwischen gleichgelagerten Versorgungseinrichtungen auf dem Lande, schrittweise zu überwinden.

Um den ständig wachsenden Anforderungen besser gerecht zu werden, ist eine permanente Rationalisierung der Handelseinrichtungen und Intensivierung der Handelsprozesse erforderlich. Grundlage aller Rationalisierungsmaßnahmen sind die langfristigen Kreis- und Bezirks-Konzeptionen des Handelsnetzes. Mit jeder Rationalisierungsmaßnahme müssen Einkaufserleichterungen für unsere Kunden wie auch Verbesserungen der Arbeits- und Lebensbedingungen unserer Mitarbeiter in den Verkaufseinrichtungen erreicht werden.

Zur Erweiterung bzw. zur Rationalisierung des Verkaufsstellen- und Gaststättennetzes werden jährlich von den insgesamt zur Verfügung stehenden Rationalisierungs- und Investitionsmitteln 60 bis 70% eingesetzt.

Bei der Übertragung der bisherigen Erfahrungen darf es jedoch keinen Schematismus und keine routinemäßige Arbeit geben. Die ständige Arbeit mit den Mitarbeitern muß bei der Lösung der vielfältigen Aufgaben im Mittelpunkt aller Anstrengungen und Aktivitäten stehen.

G. Schulz
Konsumgenossenschaftsverband
Abt. Handel/WtB
Neubrandenburg

G. Hamann

Schülerspeisung — Anforderungen, Probleme, Lösungswege*

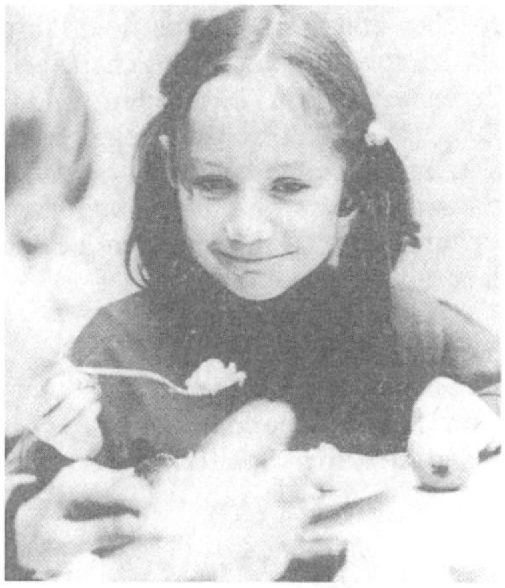

Die Bedeutung der Verordnung über die weitere Verbesserung der Kinder- und Schülerspeisung vom 16. 10. 1975 ist allgemein bekannt. Der Fachausschuß Schüler- und Kinderspeisung in der Wissenschaftlichen Sektion „Gesellschaftliche Speisenwirtschaft" der KdT hat sich in dem vergangenen Zeitraum sehr intensiv mit der komplexen Durchsetzung dieser Verordnung beschäftigt.
Die Voraussetzungen für die Verwirklichung der Maßnahmen der Verordnung waren und sind in den Bezirken, Kreisen, Städten und Gemeinden sehr unterschiedlich und müssen bei einer Gesamteinschätzung der erreichten Ergebnisse berücksichtigt werden. Es ist doch ein großer Unterschied, ob die Schüler

— in Kücheneinrichtungen mit Produktion und Konsumtion unter einem Dach oder
— aus zentralen Versorgungsbetrieben mit territorial getrennter Produktion und Konsumtion versorgt werden.

Neben diesen zwei unterschiedlichen Formen der Schülerspeisung spielen solche Fragen, wie:

— der Stand der materiell-technischen Basis
— der Qualifizierungsgrad der Mitarbeiter in den verschiedenen Einrichtungen der Schülerspeisung und
— der Umfang an küchenfertig vorbereiteten Lebensmitteln bis hin zur Betriebsstruktur

eine wichtige Rolle.
Diese wenigen, aber wichtigen Fakten lassen erkennen, daß für die Durchsetzung der Verordnung kein allgemeingültiges Rezept gegeben werden kann. In den unterschiedlichen Voraussetzungen liegen auch zu einem großen Teil die Ursachen für die Leistungsunterschiede pro VbE und Portion in den Einrichtungen der Schülerspeisung. So betrug z. B. im VEB Gemeinschaftskost Dresden im November 1976 die Tagesleistung pro VbE 343 Portionen im Durchschnitt. Im VEB Städtische Großküchen Berlin wurde eine Arbeitsproduktivität von 250 bis 300 Portionen pro Tag und VbE erreicht. Auf gleiche bzw. ähnliche Leistungen können die Schülerspeisungsbetriebe in Leipzig, Magdeburg, Cottbus und Jena verweisen. Die Arbeitsproduktivität ist vor allem auf einen sehr hohen Spezialisierungs- und Konzentrationsgrad in den genannten Betrieben zurückzuführen. Ein Beispiel der Spezialisierung soll dies unterstreichen.
Mit der Verordnung wurde erstmals festgelegt, in der Schülerspeisung den tierischen Eiweißbedarf auch mit Geflügelfleisch zu sichern. Die Zubereitung und das Portionieren von Geflügel stellt vor allem die Küchen mit großen Portionsleistungen vor schwer zu überwindende Zeitprobleme.
Im VEB Gemeinschaftskost Dresden haben Jugendliche in Verbindung mit der betrieblichen zentralen Fleischvorbereitung eine Methode des Portionierens des Geflügels vor dem Garprozeß entwickelt.
Auf einer gesonderten Knochensäge wird das Geflügel im gefrorenen Zustand halbiert und anschließend in 6 bzw. 8 Portionen gehackt. Diese Technologie der Vorbereitung ermöglicht in Zentralküchen eine tägliche Zubereitung bis zu 8000 Portionen Geflügel.
Die oft in den großen Städten vorherrschende Konzentration der Schülerspeisung in Speisenwirtschaftsbetrieben mit territorialer Trennung von Produktion und Ausgabe sowie den dazwischen liegenden Speisentransport brachte und bringt hinsichtlich des Speisensortiments immer Probleme mit sich. Die bisherigen Musterrezepturen und die derzeitigen Speiseplanempfehlungen entsprechen nicht immer den Bedingungen des territorialen Transportes.
Der Fachausschuß Schüler- und Kinderspeisung bemühte sich im Zusammenwirken mit dem Rationalisierungs- und Forschungszentrum Gaststätten — Hotels — Gemeinschaftsverpflegung, Berlin, und dem Zentralinstitut für Ernährung, Potsdam-Rehbrücke, solche Rezepturen zu erarbeiten, die sich für den territorialen Transport eignen und deren einzelne Bestandteile austauschbar sind. Es war wichtig, solche Materialien zu schaffen, die dem Koch die Arbeit erleichtern helfen und Voraussetzungen geben, daß die Naturalwerte entsprechend den gesetzlichen Bestimmungen auch bei kurzfristiger Änderung der Speisensortimente in etwa eingehalten werden können.
Bei der Lösung dieser Fragen spielen Qualitätssicherungsprobleme eine Rolle. Die Qualitätssicherung und Qualitätsbestimmung trat in letzter Zeit innerhalb der Schülerspeisung stärker in Erscheinung.
Alle Küchenkollektive haben sich bemüht, die ständig wachsenden Bedürfnisse der Schülerspeisung mit hoher Qualität zu erfüllen. Um die erreichten Ergebnisse richtig zu werten, ist die Schülerspeisung als Gesamtprozeß zu betrachten, weil die Qualität der Schülerspeisung von solchen Faktoren beeinflußt wird, wie:

— Termingemäße Bereitstellung sortiments- und qualitätsgerechter Rohstoffe
— schonendste Zubereitung aller Rohstoffe im Kochprozeß, um Nähr- und Wirkstoffe zu erhalten
— kürzeste Transport- und Standzeiten zwischen Fertigstellung der Speisen und letzter Ausgabe
— niveauvolle Bedingungen und Umweltfaktoren für die Esseneinnahme.

Es ist deshalb notwendig, die Anforderungen an die Qualität und die Qualitätssicherung so zu stellen, daß einheitliche und einschätzbare Faktoren gegeben sind. Alle zentralen Betriebe der Schüler- und Kinderspeisung haben in der Vergangenheit sehr konkret und konsequent mit dem Qualitätspaß eine Einschätzung ihrer Erzeugnisse vornehmen lassen. Für alle Beteiligten war die Tatsache wichtig, daß mit dem Qualitätspaß eine direkte Verbindung zwischen Speisenproduzent, Essenausgabe und Essenteilnehmer hergestellt worden ist. Auch die in vielen

* Vortrag, gehalten auf der 2. Fachtagung der wissenschaftlichen Sektion Gesellschaftliche Speisenwirtschaft im FV Lebensmittelindustrie der KdT in Klink, gekürzt.

Betrieben und Einrichtungen über Jahre praktizierte Form der öffentlichen Speisenplanberatungen bietet gute Möglichkeiten und Vorteile für eine echte Zusammenarbeit zwischen speisenherstellenden Einrichtungen und dem Konsumenten. Dabei wurden solche Erkenntnisse gewonnen, wie:
— Beliebtheit bestimmter Speisen
— Geschmackswünsche der Schüler
— erforderliches Volumen bestimmter Speisenkomponenten
— Zeitdauer der Speisenausgabe.

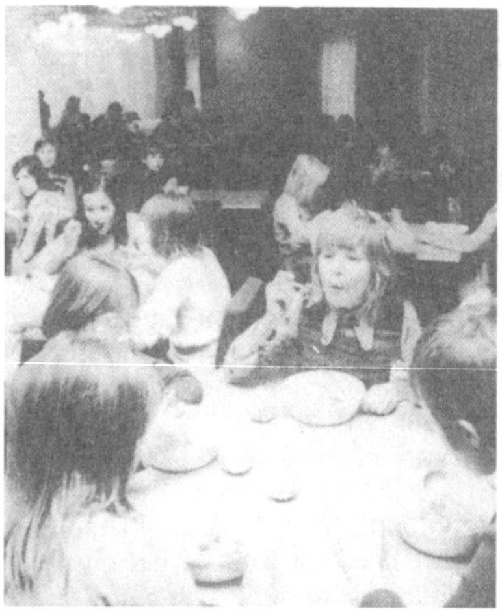

Eine gut differenzierte Schulspeisung gibt es in der Klubgaststätte „Drushba“ im Berliner Wohngebiet am Tierpark. Fast 2500 Portionen Schulspeisung werden hier täglich zubereitet, von denen die Hälfte noch in Thermophoren an Schulen im Wohngebiet geliefert wird

Aus den bisherigen Erfahrungen möchten wir darauf verweisen, daß die Arbeit mit dem Qualitätspaß nur dann zu echten Ergebnissen führt, wenn er einfach gestaltet und die Auswertung kurzfristig möglich ist.
In der gesamten bisherigen Praxis hat es sich immer wieder gezeigt, daß es vor allem gegen Speisen, die im Speisentransportgefäß transportiert werden, eine bestimmte Abneigung gibt.
Wir als Fachausschuß sind der Meinung, daß das Mittagessen im Speisentransportgefäß bei vertretbaren Standzeiten und einer qualifizierten Ausgabe und Anrichteweise in den Ausgabestellen ein qualitativ gutes Essen sein kann. In diesem Zusammenhang ist jedoch entscheidend, daß bei der weiteren Durchsetzung der Verordnung ein noch engeres Zusammenwirken zwischen den speisenherstellenden Einrichtungen und dem Ausgabebereich erreicht wird. Es hat sich gezeigt, daß die gute oder weniger gute Arbeit im Ausgabebereich sehr wesentlich auf die Qualitätseinschätzung Einfluß hat. Der VEB Großküchen der Stadt Leipzig hat deshalb eine systematische Schulung der Ausgabekräfte in der Stadt Leipzig organisiert, damit die Anrichteweise, Ausgabe und Portionierung der Speisen fachgerechter und qualitätsverbesserter durchgeführt wird. Die in Leipzig gemachten Erfahrungen zeigten, daß die Ausgabekräfte über diese Qualifizierung — die auch als Anleitung für ihr Arbeitsgebiet gedacht ist — sehr froh sind, weil sie bisher nur auf sich allein gestellt diese Aufgabe lösen mußten. Auch die Betriebe der Schülerspeisung in Magdeburg und Cottbus arbeiten nach diesen Grundsätzen. So wird noch einmal deutlich, daß Produktion, Transport, Ausgabe und Einnahme zu einem untrennbaren Prozeß gehören und die Anleitung und Ausbildung der Ausgabekräfte ein dringendes Anliegen für die Leitbetriebe der Schülerspeisung in den Bezirksstädten darstellt.
Alle im Zusammenhang mit der Schülerspeisung zu realisierenden Prozesse erfordern die Vervollkommnung der Leitung, Planung und ökonomischen Stimulierung. Der VEB Berliner Städtische Großküchen hat einen ersten Schritt für eine einheitliche Leitung bestimmter ökonomischer Prozesse der Schülerspeisung mit der Bildung der „Kooperationsgemeinschaft Berliner Schülerspeisung“ getan. Die Hauptaufgabe dieser Kooperationsgemeinschaft besteht gegenwärtig in der Koordinierung und Abstimmung der Produktionskapazitäten aller Kooperationspartner. Ein weiteres Ziel wird darin bestehen, die Transportprozesse und die Weiterbildung der Werktätigen zur Verbesserung der Versorgungsleistungen einheitlich zu leiten.
Der zentrale Versorgungsbetrieb Karl-Marx-Stadt hat in den Sommerferien 1976 den Speisenplan konsequent auf der Grundlage der Speiseplanempfehlungen (Gesetzblatt Sonderdruck Nr. 818) gestaltet. Welche Erfahrungen wurden gemacht?

1. Bei den Beschäftigten in den Küchen bestand nicht immer volles Verständnis für die Zusammenstellung der Gerichte.
2. Von den technischen und pädagogischen Kräften in den Schulen kam es zu verstärkter Eingabentätigkeit, weil mehr typische Kindergerichte ausgewählt waren.
3. Besonders beliebte Gerichte waren solche mit Sättigungsbeilagen von Teigwaren.

Aus den gesammelten Erfahrungen in den Ferienmonaten schätzt der Betrieb ein, auch in der allgemeinen Schulzeit die Speisenplanempfehlungen in stärkerem Maße anwenden zu können. Erforderlich ist jedoch, einen großen Kreis gesellschaftlicher Kräfte — vor allem im Bereich der Volksbildung — in eine zielgerichtete Aufklärung einzubeziehen, um ungerechtfertigte Kritiken wegen der Zusammenstellung der Speisenfolgen zu vermeiden.
Ich betonte bereits, daß die Frage der Verringerung der Standzeiten zwischen Speisenzubereitung und letzter Ausgabe in den Schulen im allgemeinen, aber im besonderen für die zentralen Schülerspeisungsbetriebe, ein nicht einfach zu lösendes Problem ist.
Dort, wo die Produktion und Konsumtion territorial getrennt erfolgen, besteht die Aufgabe, die für den Transport der Speisen erforderliche Zeit so gering wie möglich zu gestalten. Der zentrale Versorgungsbetrieb Karl-Marx-Stadt hat mit einem Neuerervorschlag den täglichen Transportaufwand durch Anwendung der Rundum-Fahrt-Methode so reduziert, daß neben dem ökonomischen Nutzen mit dem gleichen Transportraum eine zweite Auslieferung zur Verringerung der Standzeiten organisiert werden konnte.
Obwohl 1976 durch vielfältige Aktivitäten der Beschäftigten in den Einrichtungen der Schülerspeisung eine spürbare Verbesserung der Qualität erreicht wurde, können wir nicht darüber hinwegsehen, daß in diesem Prozeß eine Reihe von Problemen und ideologischen Unklarheiten vor allem zum Inhalt einer altersgerechten Schülerversorgung auftraten. So wird nicht selten die Auffassung vertreten, daß schon mit der Bereitstellung von zwei gesonderten Essen, ohne Berücksichtigung der ernährungsphysiologischen Forderungen, dem Anliegen einer altersgerechten Versorgung der Schüler Rechnung getragen wird. Auch bei einigen Beschäftigten in den Küchen besteht noch nicht immer volles Verständnis und die erforderliche Bereit-

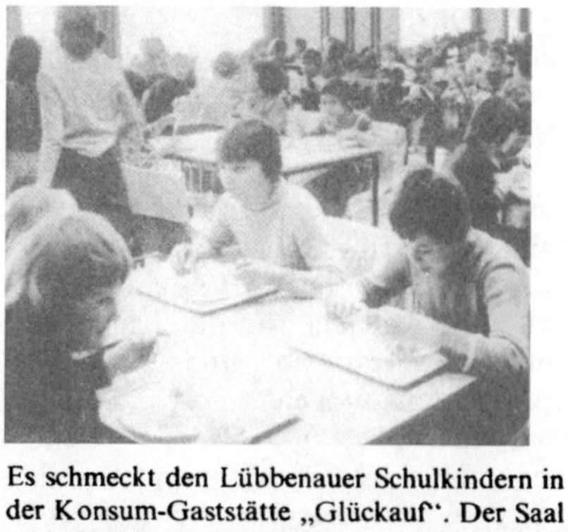

Es schmeckt den Lübbenauer Schulkindern in der Konsum-Gaststätte „Glückauf“. Der Saal mit 270 Plätzen ist während der Mittagszeit ausschließlich den Mädchen und Jungen für die Schulspeisung vorbehalten. Fast zweieinhalbtausend Essenportionen werden täglich ausgegeben. 80 Prozent aller Schüler in Lübbenau erhalten ihr Mittagessen in Gaststätten — — Zahlen, die sich sehen lassen können!

schaft zur exakten Einhaltung der an eine altersdifferenzierte Versorgung gebundenen Wertigkeiten. Als Fachausschuß Schülerspeisung empfehlen wir deshalb, eine breitere Aufklärung über die inhaltlichen Zusammenhänge einer altersgerechten Versorgung der Schüler zu organisieren.

Ausgehend von den bisher gemachten Erfahrungen sollten zukünftig im Mittelpunkt der Arbeit solche Aufgaben stehen wie:

- Stabilisierung der erreichten guten Ergebnisse und weitere Verbesserung der Qualität des Essens sowie weitere schrittweise Einführung der altersdifferenzierten Schülerspeisung
- Sicherung der festgelegten Standzeiten von maximal 2 Stunden durch abgestimmte Tourenzeitpläne, rationelle Transportorganisation oder Transportoptimierung
- Verbesserung der Arbeit mit dem Qualitätspaß, d. h. bessere Auswertung und Einflußnahme auf richtiges Ausfüllen der Pässe, Anwendung vielfältiger, betrieblicher Qualitätskontrollen
- Maßnahmen zur Einhaltung des festgelegten Naturaleinsatzes, der Lebensmittelnormen bzw. ernährungsphysiologischen Richtwerte
- Vertiefung der Zusammenarbeit mit den Speisenausgaben in den Einrichtungen der Volksbildung
- Erarbeitung langfristiger Speisenpläne in Abstimmung mit den wichtigsten Kooperationspartnern
- planmäßige Nutzung aller vorhandenen Qualifizierungsmöglichkeiten im Territorium.

Zusammenfassend schätzt der Fachausschuß ein, daß die Werktätigen in den Einrichtungen der Schüler- und Kinderspeisung mit recht gutem Erfolg die gestellten Ziele in Angriff genommen haben. Die Entwicklung der Schüler- und Kinderspeisung war ein qualitativer und quantitativer Fortschritt. Gleichzeitig gilt es, eine Reihe von Problemen zu lösen, um noch besser als bisher und vor allem altersdifferenziert versorgen zu können.

Ökonom G. Hamann
VEB Gemeinschaftskost
Dresden

H. Mauersberger

Intensivierung der Speisenproduktion durch Einsatz von tischfertiger Kühlkost*

Aufgaben der Intensivierung der Speisenproduktion

In den vergangenen Jahren wurden auf allen Leitungsebenen des Gaststättenwesens vielfältige Initiativen wirksam, um die Versorgung der Bevölkerung mit Speisen zu verbessern. Im Zeitraum 1970 bis 1975 konnte eine Leistungssteigerung auf 127% erreicht werden. Im Planzeitraum 1976 bis 1980 muß sich eine ähnliche Entwicklung vollziehen, um den steigenden Bedarf, insbesondere für die warme Hauptmahlzeit, zu befriedigen. Dazu sind vielfältige Aktivitäten erforderlich, um allein für die Arbeiterversorgung einen Zuwachs von 1 Million Portionen Speisen/Tag zu erreichen. Diese neuen Maßstäbe, die an die Versorgung gestellt werden, erfordern, sie in den Leitungsprozeß so einzuordnen, daß diese Zielstellung schnell verwirklicht werden kann.

Zur Realisierung des Zuwachses ist die Intensivierung in den Mittelpunkt der Leitungstätigkeit zu stellen. Das erfordert, ausgehend von der Analyse des erreichten Versorgungsniveaus, vielschichtige Aufgaben anzupacken, zu lenken und durchzusetzen.

* Vortrag, gehalten auf der 2. Fachtagung der wissenschaftlichen Sektion Gesellschaftliche Speisenwirtschaft im FV Lebensmittelindustrie der KdT in Klink.

Mit Hilfe des Planes Wissenschaft und Technik sind die Voraussetzungen zu schaffen, um

- das Tempo der Verfahrensforschung der technologischen Prozesse zu forcieren und
- die Erkenntnisse schnell in die Praxis zu überführen.

Die Effekte der Intensivierungsmaßnahmen sind dort am wirkungsvollsten, wo es gelingt, solche Prozesse zu rationalisieren, die sich massenweise wiederholen und bereits jetzt in einer Vielzahl von Küchen wirksam werden können. Dazu gehören in nicht unbedeutendem Umfange die Konservierung von Speisen und die mehrschichtige Auslastung der vorhandenen Kapazitäten.

Lösungswege zur höheren Auslastung der Grundfonds im Zusammenhang mit der Konservierung von Speisen

Der gegenwärtige Ablauf der Speisenproduktion wird dadurch gekennzeichnet, daß die Produktionsstätten des Gaststättenwesens fast ausschließlich nach dem Prinzip

Produktion mit unmittelbar zeitlich und räumlich anschließender Konsumtion

arbeiten.

Der Produktions-Konsumtionszyklus steht durchaus im Einklang mit dem zur Mittagsmahlzeit auftretenden Bedarf, der auf Grund des Schichtfaktors in den Betrieben und der Gästefrequenz in den Gaststättenobjekten im wesentlichen in der Zeit von 11.00 bis 14.00 Uhr auftritt. Daraus leitet sich im Prinzip eine wesentliche Seite der einschichtigen Nutzung vorhandener Kapazitäten ab, die aber im Widerspruch zu den volkswirtschaftlichen Erfordernissen einer höheren Grundfondsökonomie steht.

In diesem Zusammenhang muß ein weiterer Aspekt Beachtung finden. Es handelt sich um die Einhaltung gesetzlicher Bestimmungen bei der Herstellung von Speisen in den über 20000 Küchen der Gemeinschaftsverpflegung hinsichtlich der Einhaltung der 4-Stunden Verbrauchsfrist bei frisch gegarten Speisen.

Die Konservierung von Speisen ist die Alternative, die es erlaubt, unter Einhaltung der gesetzlichen Hygienebestimmungen die bisher vorhandenen Grenzen der höheren Grundfondsauslastung zu überwinden.

Im Einklang mit den verfahrensbedingten Erfordernissen wurden rationelle Technologien entwickelt, die es ermöglichen, den Produktionsablauf und die Auslastung der Grundfonds zu aktivieren, die Herausbildung von Ver-

triebsketten sowie die schrittweise Umstellung der vorhandenen Kapazitäten auf Endküchen in der Praxis zu verwirklichen.
Das Kernstück und die besondere Bedeutung der Konservierung liegt im allgemeinen gesehen darin, daß eine Produktion ohne unmittelbar anschließende Konsumtion ermöglicht und der bisherige Produktionszyklus durch die zeitliche und räumliche Trennung der **Produktion-Konsumtion** durch die Zwischenschaltung des technologischen Prozesses der **Konservierung** verändert werden kann.

Die Herstellung und der Einsatz tischfertiger Kühlkost

In den vergangenen Jahren waren große Anstrengungen erforderlich, um technologisch brauchbare Lösungen für die massenweise Anwendung des Kühlkostverfahrens zu fixieren und in die Praxis zu überführen. Aus den vorgenommenen Untersuchungen ergaben sich eine Reihe Erfahrungen, die im folgenden zusammengefaßt werden sollen. Das sind:

- Die Herstellung von tischfertiger Kühlkost ist auf Grund der technischen Ausrüstung in den meisten Küchen realisierbar. Die vorhandene Küchentechnik kann rationeller ausgelastet werden, ohne daß umfangreiche Investitionen erforderlich werden.
- Mit dem Einsatz von tischfertiger Kühlkost ist es möglich, die Produktion der Speisen zu Zeiten vorzunehmen, in denen nicht unmittelbar die Konsumtion stattfindet. Damit sind optimale Voraussetzungen vorhanden, um mehrschichtig zu produzieren.
- Das Angebotssortiment entspricht der Nachfragestruktur und bezieht sich auf Suppen und Eintopfgerichte/Fleisch, Eier, Fisch-Gerichte/Sättigungs- und Gemüsebeilagen/Rohkostsalate und Süßspeisen.
- Die Konsistenz und der Wirkstoffgehalt der Speisen sind gegenüber der Speisenverteilung mittels Thermophoren qualitativ besser. Es ist möglich, mit Hilfe der Kühlkost in bestimmtem Umfang die Warmkostverteilung schrittweise abzubauen.
- Die Herstellung und der Absatz ist aus ökonomischer Sicht und auf Grund der Nutzung vorhandener Ausrüstungen sowie des geringen Aufwandes für Energie und Verpackung gegenüber anderen Konservierungsverfahren effektiver. Das steht völlig im Einklang mit den Forderungen, die an eine rationelle Haltbarmachung von Speisen gestellt werden.
- Die verfahrensbedingten Kosten (einschließlich Verpackung und Energie) belaufen sich je nach der Produktionsmenge und den angewandten Verfahren auf 18 bis 22 Pfennige pro Portion. Bisher vorhandene zentrale Kühlkostproduktionsstätten konnten die verfahrensbedingten Kosten bereits auf 13 Pfennig pro Portion senken. Für den Transport rechnet man etwa 4 bis 5 Pfennige/Portion.

Die tischfertige Kühlkost wird nach der Komplexität der Speisen, dem Kühl- und Erwärmungsmedium, der Verpackung und der Gebindegrößen in drei Verfahren unterteilt.
Das sind

1. Das Verfahren der Konservierung von Speisekomponenten, abgepackt in 8 bis 12 Portionen, unter Verwendung von Plast-Folie-Beuteln. Das Kühl- und Reerhitzungsmedium ist Wasser. Die Verbrauchsfrist beläuft sich auf 7 Tage.
2. Das Verfahren zur Haltbarmachung von kompletten Gerichten, abgepackt in Einzel-Assietten.
3. Das Verfahren der Haltbarmachung von Speisekomponenten, abgepackt in 8 bis 12 Portionen, unter Verwendung von Aluminium-Funktionsbehältern.

Für das 2. und 3. Verfahren wird zur Schnellabkühlung eine Gefriergutlagertruhe für zirka 90 Minuten verwendet. Das Reerhitzungsmedium ist Heißluft und kann in herkömmlichen Backröhren, Auftauschränken u. ä. erfolgen. Die Verbrauchsfrist beträgt 4 Tage.
Für das öffentliche Gaststättennetz hat sich im wesentlichen das Verfahren Mehrportionsgebinde in Plast-Folie-Beuteln durchgesetzt, während für die Arbeiterversorgung die beiden letztgenannten Verfahren effektiver sind.
Überprüfungen ergaben, daß 1976 etwa 200 Küchen täglich zirka 40000 Portionen Kühlkost herstellten, davon etwa 150 Objekte der Arbeiterversorgung mit 22000 Portionen/Tag und zirka 50 Objekte des öffentlichen Gaststättennetzes mit 18000 Portionen/Tag (davon 16 zentrale Vorbereitungsküchen und Großgaststätten).
Aufbauend auf die im öffentlichen Gaststättennetz und in den Einrichtungen der Arbeiterversorgung vorgesehenen Intensivierungsmaßnahmen wurden Ende 1977 in etwa 300 Küchen täglich annähernd 70000 Portionen Kühlkost hergestellt.
Der Intensivierungseffekt kann wie folgt gesehen werden: Die tägliche Herstellung von rund 70000 Portionen tischfertige Kühlkost ist zu 60 bis 70% Zusatzproduktion. 30 bis 40% werden zur Stabilisierung der Versorgung bei aufgetretenem Arbeitskräfteausfall wirksam.
Der Umfang der Kühlkostproduktion, der 1976 zusätzlich versorgungswirksam wurde, entspricht mit etwa 40000 Portionen einer Kapazität von 45 bis 50 Küchen mit je 800 bis 1000 Portionen. Daraus leitet sich ab, daß eine Investitionssumme von rund 40 Millionen M eingespart werden konnte, die bei einer extensiven Erweiterung des Netzes erforderlich gewesen wäre.

Die bisherigen Anwender und die Einsatzbereiche der Kühlkost

Zu den Anwendern der Kühlkost gehören im wesentlichen:

- Betriebsküchen der Arbeiterversorgung
- Großgaststätten und Zentrale Vorbereitungsküchen des sozialistischen Handels
- Einrichtungen des Gesundheitswesens und
- Einrichtungen der bewaffneten Organe.

Damit sind die Einsatzbereiche durchaus nicht erschlossen. Auch der erreichte Umfang der Kühlkostproduktion darf nicht verwischen, daß hier noch große Reserven vorhanden sind.
Das gegenwärtig zwischen den Bezirken vorhandene Niveaugefälle muß schrittweise überwunden werden. Das wird besonders dadurch sichtbar, daß 55% der Kühlkost-Tagesproduktion im öffentlichen Gaststättennetz allein durch die Bezirke Karl-Marx-Stadt und Leipzig realisiert werden. Der Anteil im Versorgungsnetz des volkseigenen Einzelhandels beläuft sich auf 6% des täglichen Bedarfs an warmen Speisen.
Es ist erforderlich, in diesem Zusammenhang darauf hinzuweisen, daß es keinesfalls darum gehen kann, künftig nur noch tischfertige Speisen einzusetzen. Wir brauchen technologische Verfahren, die es ermöglichen, bei Reduzierung des Aufwandes gleichzeitig eine Leistungssteigerung zu erreichen und dem Verbraucher qualitativ hochwertige, den ernährungsphysiologischen Erkenntnissen entsprechende Speisen anzubieten. Dazu müssen die technologischen Verfahren so vervollkommnet und differenziert angewandt werden, daß sowohl der Einsatz von gekühlten Speisen als auch die Warmkostverteilung mittels Thermophore getrennt oder als Kombination erfolgt.

Technologische Probleme und ihre Lösung

Im Zusammenhang mit der Verfahrensgestaltung für die Kühlkostproduktion ergaben sich bei der technologischen Durchdringung der einzelnen Verfahrensstufen folgende Probleme, die einer Lösung zugeführt werden konnten:

— Verfahrensbedingt sind die Kühlkost-Abpackungen als Maßnahme der hygienischen Absicherung zu kennzeichnen. Das war bisher bei der Verwendung von Plast-Folie-Beutel kompliziert. Nach verschiedenen Versuchen konnte eine heißwasserbeständige Multifarbe (Type 10033), schwarz, eingesetzt werden. Die Beutel erhalten damit einen Aufdruck mit dem Herstellungstag, der Artikelgruppe und dem Artikel. Dabei kommt ein 8- bzw. 6stelliges Nummernsystem zur Anwendung.

— Der Wasserverbrauch für 100 Portionen/Komponente beläuft sich auf 0,5 m^3. Bis zu einer Produktionskapazität von 500 bis 700 Portionen ist das z. Z. noch vertretbar.
In den zentralen Kühlkostproduktionsstätten mit über 1000 Portionen/Tag wurde der Wasserverbrauch zum Hemmnis für eine Leistungssteigerung. Die Versuche zum Einsatz von Wasserrückkühlanlagen, Typ KSA 500 bzw. 900, verliefen positiv. Mit Hilfe dieser Anlage (Lieferant VEB Kühlanlagenbau Dresden) ist eine Wasserumwälzung und Kühlung gewährleistet. In der ZVK Reichenbach und im Kulturhaus „Fritz Heckert" Karl-Marx-Stadt kamen die ersten Anlagen zum Einsatz. Es war möglich, eine Wassereinsparung von 85% nachzuweisen.

— Die Anwendung der drei genannten Kühlkostverfahren erfordert die Bereitstellung von Isolierbehältern, Transportstellagen und Abdeckclochen. Diese Rationalisierungsmittel werden gegenwärtig weder vom Produktionsmittelhandel noch von der Industrie bereitgestellt. Von seiten des Rationalisierungs- und Forschungszentrums Gaststätten — Hotels — Gemeinschaftsverpflegung gab es umfangreiche Aktivitäten, um die Rationalisierungsmittel den gastronomischen Einrichtungen zur Verfügung stellen zu können. Über 200 gastronomische Einrichtungen wurden vom RFZ mit folgenden Ausrüstungen beliefert. Damit wurde Starthilfe für den Beginn der Kühlkostproduktion gegeben.

Es wurden bisher bereitgestellt:

50 Abfüllkarussells
4000 Isolierbehälter aus Vulkanfiber
6000 Aluminium-Clochen
7500 Transport-Stapelstellagen.

Orientierung zur dezentralen bzw. zentralen Produktion

Die Entscheidung nach der dezentralen oder zentralen Kühlkostproduktion ist abhängig von den betrieblichen und territorialen Bedingungen. Es sollte grundsätzlich von dem Prinzip ausgegangen werden, daß in den Küchen, in denen die Voraussetzungen vorhanden sind, die Kühlkostproduktion für den Eigenverbrauch aufgenommen wird. Erfahrungen beweisen, daß die Zentralisation aber entscheidend effektiver ist. Deshalb wird auch perspektivisch auf die Herausbildung von zentralen Kühlkostproduktionsstätten orientiert. Gegenwärtig sind in einzelnen Territorien bereits solche Großobjekte entstanden, das sind z. B.:

1 Objekt in der Gaststättenorganisation Karl-Marx-Stadt mit 2500 Portionen täglich
1 Objekt/ZVK Reichenbach mit 2000 Portionen täglich
1 Objekt in der Gaststättenorganisation Leipzig mit 2500 Portionen täglich
1 Objekt Konsumgaststätte „Porthof" Karl-Marx-Stadt mit 700 Portionen täglich
2 Objekte bei der Reichsbahn in Halle und Leipzig mit 2000 Portionen täglich.

Schlußbetrachtungen

Aus diesen praktischen Ergebnissen ist erkennbar, daß die Herstellung von tischfertiger Kühlkost zu den progressiven Produktionsmitteln gehört. Sie ist technologisch so weit ausgereift, daß sie für die überwiegende Zahl der vorhandenen Küchen im gesamten Gaststättenwesen wirksam werden kann. Das trägt letzten Endes dazu bei, daß das Tempo der Intensivierung der Speisenproduktion beschleunigt und die vorhandenen Reserven schnell versorgungswirksam gemacht werden können.

Dipl.-Wirtsch. H. Mauersberger
VEB Rationalisierungs- und Forschungszentrum Gaststätten — Hotels — Gemeinschaftsverpflegung
Karl-Marx-Stadt

Die Fotos in diesem Heft stammen von Pobanz (Anklam) Seite 42, Foto-Weth (Neubrandenburg) Seite 43, ADN-Zentralbild Seiten 45, 46 (2), 49 (2) und 52 (2). Abbildungen auf den Seiten 63 und 64: Baier-Archiv. Zeichnungen: Karin Becke und Elli Vorrath.

Österliches aus der ČSSR

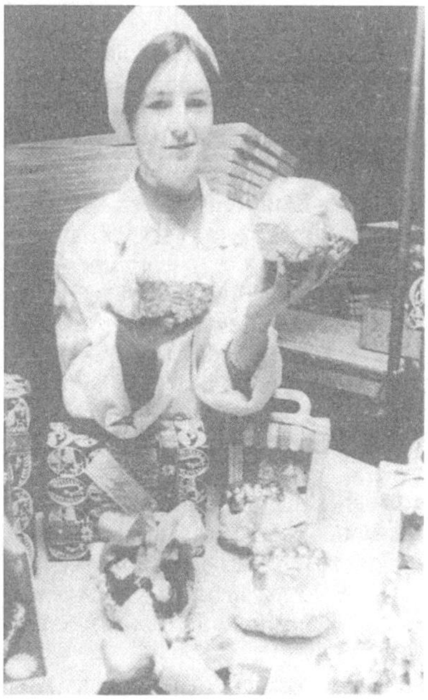

Für ein süßes Osterfest sorgten die Beschäftigten der Schokoladenwerke „Orion" in Modrany bei Prag. Durchschnittlich 150 Tonnen Schokoladenostereier und Osterhasen in verschiedenen Größen sowie andere Süßigkeiten verlassen jährlich in wenigen Wochen vor dem Fest in netter Verpackung das Werk

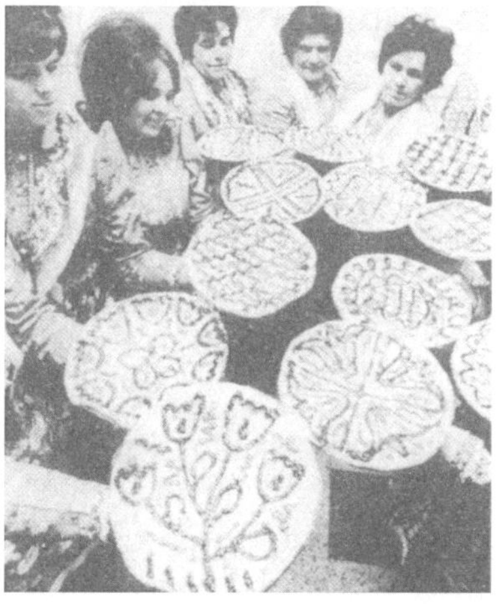

Eine Gaumenfreude für jedermann sind diese österlichen Kuchen aus dem südwestböhmischen Dorf Mrákov, das auf Grund dieser Spezialität in der ČSSR sehr bekannt ist. Die süßen Sachen werden größtenteils „daheim" und nicht in Betrieben gebacken. So erhalten die Kuchen eine mannigfaltige individuelle Note und bilden kleine Kunstwerke für sich, denn allein schon die Verzierung aus Marmelade, Mohn, Mandeln, Rosinen oder frischem Weißkäse lassen dem Betrachter das „Wasser im Munde zusammenlaufen"...

G. Hoell

Ernährungsfrage als Klassenfrage

(Fortsetzung und Schluß)

Auch das Argument, daß die Bodenreserven der Erde erschöpft seien, hält keiner ernsthaften Prüfung stand. Gegenwärtig werden etwa 1,5 Milliarden Hektar Land für den Anbau landwirtschaftlicher Kulturen genutzt. Das sind reichlich 10 Prozent des Festlandes. Unter Einschluß der Wiesen und Weiden sowie des Bodens mit geringer Fruchtbarkeit nutzt der Mensch rund 40 Prozent der Landfläche. Nach Angaben von Experten der FAO kann der Anteil des Ackerlandes auf rund 25 Prozent ausgedehnt, also verdoppelt werden.

Natürlich sind dafür große Mittel erforderlich, aber sie sind bedeutend niedriger als die Ausgaben für das kapitalistische Wettrüsten. Welche enormen Reserven liegen im militärischen Potential der Welt!

Bei allgemeiner und vollkommener Abrüstung, wie sie die Sowjetunion beharrlich anstrebt, wäre die Menschheit innerhalb von zwei Jahrzehnten um sechs Billionen Dollars reicher! Das würde eine Steigerung der Produktivkräfte bedeuten, wie sie die Geschichte nie gekannt hat.

Unter den jetzigen Bedingungen liegen greifbare Reserven in der Erhöhung der Erträge auf der bereits genutzten Fläche.

Zwischen den entwickelten kapitalistischen Ländern und den Entwicklungsländern bestehen große Unterschiede im Anteil an der Bevölkerung und an der Agrarproduktion. Obwohl in den Entwicklungsländern reichlich 70 Prozent der Bevölkerung der nichtsozialistischen Welt leben (1,9 von 2,6 Milliarden Menschen), produzieren sie nur rund fünfzig Prozent der Agrarprodukte des nichtsozialistischen Teils der Welt. In den Entwicklungsländern ist also die landwirtschaftliche Pro-Kopf-Produktion bedeutend niedriger als in den kapitalistisch entwickelten Ländern. Sehr deutlich zeigt sich das beim Getreide (siehe Tabelle 2).

Aus dieser sehr unterschiedlichen Höhe der Getreideproduktion resultiert, daß die meisten Entwicklungsländer auf Importe angewiesen sind, um auch nur einigermaßen die Ernährung zu sichern.

Einige kapitalistische Länder — wie beispielsweise die USA, Kanada, Südafrika, Australien und Frankreich — exportieren bedeutende Mengen verschiedener Agrarprodukte. Die USA bestreiten 75 Prozent der Weltgetreideexporte! Die höhere Produktion in den imperialistischen Ländern resultiert daraus, daß trotz regionaler Unterschiede die Landwirtschaft über eine entwickelte materiell-technische Basis verfügt. Die technische Ausrüstung der Landwirtschaft wurde ein profitables Geschäft der Monopole. In den entwickelten kapitalistischen Staaten wird heute in großem Maße Technik eingesetzt.

Dieser technische Fortschritt hat jedoch die sozialen Probleme der kapitalistischen Landwirtschaft keineswegs abgeschwächt; im Gegenteil, sie wurden zugespitzt. Die technische Entwicklung war mit einem intensiven kapitalistischen Konzentrationsprozeß verbunden, der zu einem Massenruin der kleinen Bauern und Farmer führte.

Tabelle 2
Prokopfproduktion an Getreide in kg (Durchschnitt der Jahre 1972/74)

Kapitalistisch entwickelte Länder	
Nordamerika	1191
Westeuropa	386
Ozeanien	1000
Entwicklungsländer	
Afrika	150
Lateinamerika	243
Naher u. Mittlerer Osten	247
Ferner Osten und Südostasien	208

Die noch nicht ruinierten Bauern führen einen harten Existenzkampf. Sie sind meist hoch verschuldet.

Diese Tatsachen beweisen deutlich, daß die sozialen Folgen des technischen Fortschritts stets von den herrschenden gesellschaftlichen Verhältnissen abhängig sind.

In den meisten Entwicklungsländern wird die Landwirtschaft noch überwiegend mit primitiven Methoden betrieben. Zur Überwindung der Rückständigkeit sind große Anstrengungen notwendig. Dabei geht es um zwei eng miteinander verbundene Aufgaben. Einmal sind grundlegende gesellschaftliche Umwälzungen erforderlich, zum anderen geht es um den Ausbau der materiell-technischen Basis. Insbesondere die Länder mit einer progressiven gesellschaftlichen Orientierung unternehmen auf diesem Gebiet viel.

Die Länder der sozialistischen Staatengemeinschaft mit der UdSSR als Hauptkraft unterstützen dabei viele Entwicklungsländer bei der Lösung dieser Aufgaben. Sie helfen bei der Melioration, richten Musterfarmen ein und leisten vor allem beim Aufbau industrieller Kapazitäten zur Produktion von Landtechnik und Mineraldüngern Hilfestellung. Außerdem liefern sie auch Landmaschinen und Düngemittel. Damit tragen sie dazu bei, daß die Entwicklungsländer immer besser aus eigener Kraft die Nahrungsmittelproduktion sichern können. Viele Kader (Facharbeiter und Studenten) erhalten in unseren Ländern eine Ausbildung, die sie befähigt, mitzuhelfen, die Agrarumwälzung voranzutreiben.

In den vergangenen 25 Jahren ist die Agrarproduktion in den RGW-Ländern trotz komplizierter Witterungsbedingungen wesentlich gestiegen. Dadurch erhöhte sich der Anteil des RGW an der Weltagrarproduktion von 20 Prozent anfangs der 50er Jahre auf 25 Prozent in den 70er Jahren. Das ist umso bedeutsamer, da auf die RGW-Länder nur 17 Prozent der landwirtschaftlichen Nutzfläche der Welt entfallen.

Im einzelnen ist dabei der Anteil der RGW-Länder an der Weltproduktion einzelner Agrarprodukte unterschiedlich:

Getreide gesamt	21,0%
Weizen	36,5%
Gerste	40,5%
Hafer	83,0%
Roggen	40,5%
Zuckerrüben	47,4%
Milch	28,8%
Wolle	19,5%
Eier	17,4%

Dabei gehören die Länder des RGW zu der sozialökonomischen Region, in der besonders in den letzten 15 Jahren auch die Agrarproduktion je Einwohner am schnellsten gewachsen ist. Und das, obwohl auch im RGW-Bereich die Bevölkerung schneller gewachsen ist als in den anderen Regionen. Das unterstreicht ebenfalls die Haltlosigkeit der menschenfeindlichen malthusianisti-

schen Ideen der bürgerlichen Propaganda.
Eine große Rolle spielt die sich vertiefende Zusammenarbeit und sozialistische Wirtschaftsintegration auf dem Gebiet der Landwirtschaft, insbesondere die Kooperation zwischen der DDR und der UdSSR. Dadurch konnten die Forschung intensiviert und schneller wertvolle Ergebnisse vorgelegt werden.
Zur weiteren Verbesserung der Lebenslage haben die RGW-Länder in den laufenden Fünfjahrplänen eine weitere beträchtliche Steigerung der Agrarproduktion vorgesehen. So soll sie sich in der UdSSR im laufenden Fünfjahrplan gegenüber dem Zeitraum 1971/75 um 16 Prozent erhöhen.
Ähnliche Steigerungsraten gelten auch für die anderen europäischen RGW-Länder, zum Beispiel die

ČSSR	14—15%
VR Polen	15—16%
Ungar. VR	16—18%
VR Bulgarien	20%
DDR	20%
SR Rumänien	34—41%

Bedeutende Aufgaben hat der IX. Parteitag der SED auch unserer Landwirtschaft gestellt. Ausgehend vom Ertragsniveau in der Pflanzenproduktion, werden wir bis 1980 eine Steigerung von 39,7 dt Getreideeinheiten auf 46—48 dt je Hektar landwirtschaftlicher Nutzfläche erreichen. Damit tragen auch wir dazu bei, daß der Anteil der RGW-Staaten an der Weltproduktion von Agrarprodukten ständig weiter steigt.

Prof. Dr. sc. Günter Hoell

M. Szenes

Beitrag der ungarischen Konservenindustrie zur Rationalisierung der Arbeit in der gesellschaftlichen Speisenwirtschaft*

Die Lösung der qualitativ-quantitativen Probleme im Bereich der Gemeinschaftsverpflegung ist heute in der Ungarischen VR eine der wichtigsten gemeinsamen Aufgaben der Konserven- und Gefrierindustrie, der gesellschaftlichen Speisenwirtschaft und des Binnenhandels.
Ihre Bedeutung wird durch folgende Fakten unterstrichen:

— Die Gemeinschaftsverpflegung bietet die Möglichkeit, die Ergebnisse der Ernährungs- und Lebensmittelwissenschaft effektiv umzusetzen
— Eine mittels moderner Technologie vorgenommene Vorfertigung von Speisen hat einen verminderten Rohstoffverlust und eine ökonomische Materialausbeute zur Folge
— Bei industrieller Speisenproduktion ist der Arbeits- und Energieaufwand niedriger, der Einsatz der Arbeitskräfte effektiver als bei dezentralisiertem Zubereiten.

Von der sozialpolitischen Seite gesehen sprechen für eine Weiterentwicklung der Gemeinschaftsverpflegung die folgenden Umstände:

— Die Zahl der werktätigen Frauen hat sich zwischen 1949 und 1975 von 1,3 Millionen auf 2,2 Millionen, d. h. um 70% erhöht
— Das Verhältnis von erwerbstätigen Frauen zur Gesamtbeschäftigtenzahl beläuft sich in der UVR auf 40%.

In der ersten Reihe der zu lösenden Probleme der Gemeinschaftsverpflegung stehen die Bereiche Kinder- und Schülerspeisung sowie betriebliche Gemeinschaftsverpflegung.

Die derzeitige Situation in der Kinder- und Schülerspeisung

Versorgung in den Krippen

In der UVR ist die Gemeinschaftsverpflegung durchschnittlich für 11% (das sind 50000) der 440000 Säuglinge und Kleinkinder gesichert. In Budapest ist das Verhältnis der in Krippen versorgten Kinder mit 23% bedeutend günstiger. Die Zahl der effektiv Versorgten ist jedoch höher, wenn man die zirka 300000 Kinderfürsorgeunterstützung in Anspruch nehmenden Mütter mit betrachtet.

Versorgung in den Kindergärten

Überall im Lande ist die Forderung zur Schaffung von Kindergartenplätzen vorhanden. Es wird als guter Erfolg gewertet, daß gegenwärtig bereits 700 Kindergärten mit 315 000 Plätzen zur Verfügung stehen (etwa für 72% der 440000 Kinder im betreffenden Alter).

Versorgung in den Einrichtungen der Volksbildung

In den Schulen werden Schüler im Alter von 6—18 Jahren verpflegt. Die Zahl der Schüler beläuft sich auf 1,5 Millionen. Das sind 15% der Bevölkerung. Etwa 44% der Schüler nehmen an der Schülerversorgung teil. Der Versorgungsgrad in den verschiedenen Schulen ist folgendermaßen:

— Volksschulen 30%
— Mittelschulen 50%
— Berufsschulen 100%
— Hochschulen 75%

- Die Versorgung in den Volksschulen wird in Budapest durch die zentrale Einrichtung für Kinder- und Schülerspeisung gewährleistet. Es werden täglich durchschnittlich 100000 Kinder über dieses Unternehmen versorgt. Das Essen wird von 42 selbständigen Großküchen und 75 Endküchen bereitet.
- In etwa 30 Schulen wird das Essen für 8000 Schüler durch Einrichtungen der betrieblichen Gemeinschaftsverpflegung zubereitet.
- In etwa 90% der Schulen wird das Essen in den Schulküchen in eigener Regie unter fachlicher Aufsicht des örtlichen Rates produziert. Einige Gaststätten leisten dazu Hilfe.
- Die Versorgung in Mittelschulen wird zu 80—90% durch eigene Küchen unter Aufsicht des örtlichen Rates durchgeführt. 10000 Mittelschüler werden durch Einrichtungen der betrieblichen Gemeinschaftsverpflegung versorgt.
- In den Berufsschulen wird die Verpflegung teilweise durch Einrichtungen der betrieblichen Gemein-

* Vortrag, gehalten auf der 2. Fachtagung der wissenschaftlichen Sektion „Gesellschaftliche Speisenwirtschaft" im FV Lebensmittelindustrie der KdT, Klink

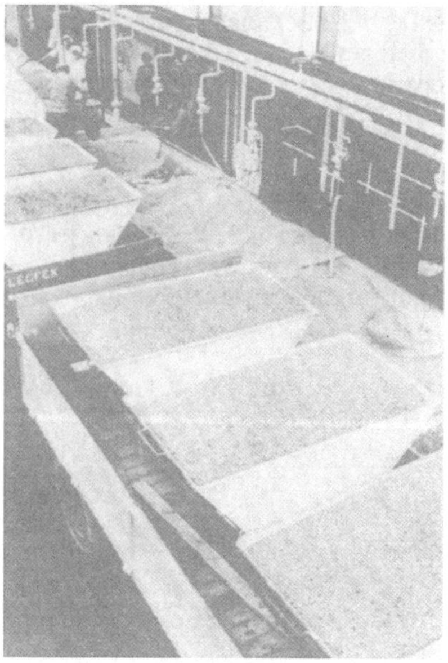

Große Mengen Erbsen gibt es alljährlich in der Umgebung der ungarischen Stadt Debrecen, die vor allem in der Debrecener Konservenfabrik verarbeitet werden

schaftsverpflegung gesichert, teilweise essen die Schüler in den Betrieben, in denen sie beschäftigt sind.

Die geplante Entwicklung der Kinder- und Schülerspeisung in den nächsten 10—15 Jahren

- Die zahlenmäßige Entwicklung von Krippen ist infolge der ständigen Zunahme an Frauen, die Kinderfürsorge-Unterstützung in Anspruch nehmen, nicht bedeutend. Es wird eingeschätzt, daß in 10 Jahren etwa 75000 Krippenplätze zur Verfügung stehen werden. Der Anteil an gesellschaftlich versorgten Kleinkindern wird sich dadurch auf 14—18% erhöhen.
- Der Anteil an Kindern, die in Kindergärten versorgt werden, steigt bis 1990 voraussichtlich auf 90% (das sind 380000 Kinder).
- Die Versorgung der Schüler wird auch in Zukunft nicht vollständig sein. Es besteht auch in dieser Hinsicht kein Bedarf. Es wird für 1990 mit einem Versorgungsgrad von 60% gerechnet.

Die Situation in der betrieblichen Gemeinschaftsverpflegung

Die Versorgung in den Betrieben wird durch zentrale Einrichtungen der betrieblichen Gemeinschaftsverpflegung, durch Handelsorgane von Gaststättenunternehmen oder durch eigene Betriebsküchen gesichert. 26% der 5 Millionen Erwerbstätigen unserer Volkswirtschaft nehmen an der betrieblichen Gemeinschaftsverpflegung teil.

Die allgemeinsten Formen der Versorgung sind die folgenden:

- Speisenproduktion durch Einrichtungen für die betriebliche Gemeinschaftsverpflegung, entweder an Ort und Stelle in den Betrieben, oder durch Lieferung der Speisen von anderen Großküchen
- Speisenproduktion in Gaststätten, die in der Nähe der Betriebe liegen
- Speisenproduktion in eigenen Betriebsküchen eigener Verwaltung.

Insgesamt gibt es 11 Unternehmen für betriebliche Gemeinschaftsverpflegung in Ungarn, mit einem auf das ganze Land ausgedehnten Wirkungskreis, die 60—70% der Betriebe versorgen. Diese Unternehmen beschäftigen sich aus ökonomischen Gründen in erster Linie mit der Inbetriebhaltung von Küchen der Großbetriebe und Institutionen.

Für die nächste Zeit ist eine bedeutende Entwicklung vorgesehen: der Anteil der im Rahmen der betrieblichen Gemeinschaftsverpflegung Versorgten wird ungefähr 60% erreichen.

Die Bedeutung der Gefrierkonservenindustrie in der Gemeinschaftsverpflegung

Während der vergangenen 5 Jahre erhöhte sich die Verwendung von gefrierkonservierten Gemüsearten in der Gemeinschaftsverpflegung von 2500 auf 5900 t.

- Im Ergebnis der Bemühungen der ungarischen Gefrierkonservenindustrie um die Sortimentsentwicklung zeigt sich ein bedeutender Fortschritt. Es wurde ein komplettes Speisensortiment ausschließlich aus gefrierkonservierten Produkten aufgebaut. Dieses Sortiment macht die abwechslungsreiche Zusammenstellung von Menüs für 4 Wochen — praktisch ohne Wiederholung — möglich. In der ersten Phase der Entwicklung wurden 40 verschiedene Suppen, Gemüse und fleischhaltige Produkte entwickelt.
  Die gute Qualität der Speisen kommt darin zum Ausdruck, daß die Verbraucher einen Unterschied zwischen frisch zubereiteten und aus gefrierkonservierten Speisen hergestellten Menüs nicht feststellen konnten.
- Gemeinsam mit dem Unternehmen für die Kinder- und Schülerspeisung wurden Sortimente entwickelt, die sich von den genannten ein wenig unterscheiden. Hier wurden nicht völlig tischfertig vorbereitete Fleischspeisen gewählt, sondern solche Produkte, die vom Koch noch geschmacklich variiert werden können. Der Vorteil liegt darin, daß aus derselben Fleischart unter Verwendung von verschiedenen Tunken mehrerlei Fleischspeisen bereitet werden können — ohne daß hierfür eine traditionell eingerichtete Küche erforderlich ist.
- Neu sind die von der Gefrierkonservenindustrie patentierten sogenannten „Speisenkomponenten". Gegenwärtig werden 10—15 Arten von Suppen und 8—10 Gemüsearten hergestellt. Die sogenannte „Speisenbasis" für Suppen und Gemüse enthält die zu den verschiedenen Speisen nötige Einbrenne und Würzmittel. Diese „Speisenbasis" wird mit den verschiedenen gefrierkonservierten Gemüsearten (z. B. grüne Erbsen, Blumenkohl, Tomaten, Paprika usw.) zusammen abge-

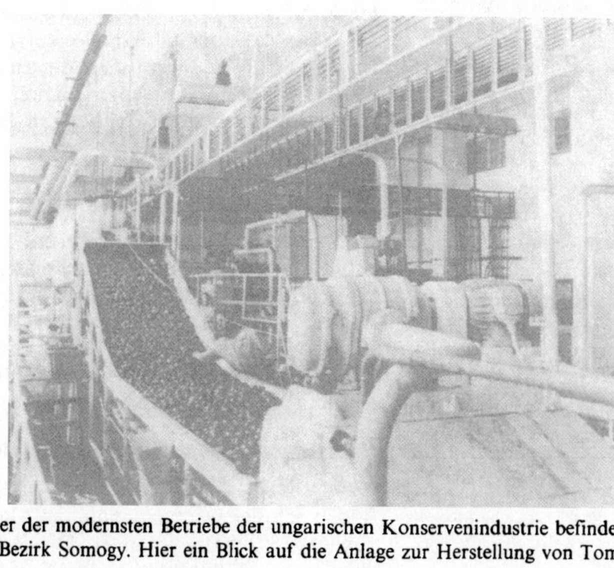

Einer der modernsten Betriebe der ungarischen Konservenindustrie befindet sich in Nagyatad im Bezirk Somogy. Hier ein Blick auf die Anlage zur Herstellung von Tomaten-Ketchup

packt. Beim Verbrauch soll nur eine entsprechende Menge von Wasser zugegeben werden und nach 10 bis 12 Minuten Kochen ist die Speise fertig.

— Die gefrierkonservierten Teigwaren (Nudeln, Knödel, Kartoffelpüree usw.) werden im Kreis der Großverbraucher immer beliebter.

Die Bedeutung der Konservenindustrie in der Gemeinschaftsverpflegung

Kinder- und Schülerspeisung

Bei der individuellen und gesellschaftlichen Versorgung der Kinder werden die Produkte der Konservenindustrie in drei verschiedenen Formen angewendet:

1. Es werden Babyfertignahrungskonserven in einer Menge von 3000 t in 200 ml Einheitsdosen hergestellt. Die traditionelle Sortimentspalette enthält 12 Sorten (Spinat, grüne Erbsen, Karotten, Kürbis in Püreeform, natur bzw. mit 33—55% Milch oder mit 15—20% Leber sowie Fleisch kombiniert).
   Die neuen Sortimente enthalten Rote Rüben, Tomaten, grüne Bohnen und Kartoffeln.
   Ab 1977 kommen auch Obstpürees auf den Markt.
   Die Qualität der Produkte erfüllt die modernen Anforderungen. Doch der ungarische Prokopfverbrauch in Höhe von 60 Dosen/Jahr liegt weit unter dem Niveau der entwickelten kapitalistischen Länder. Der Einsatz von kleinen Verpackungseinheiten mit 200 g Inhalt ist in Krippen und Milchküchen sehr teuer. Das Forschungsinstitut für die Konservenindustrie in Budapest beschäftigt sich deshalb mit der Entwicklung von 10-Portionen-Verpackungseinheiten mit 2 kg Inhalt.
2. Zur Ermittlung des Verbrauches an Obst-, Gemüse-, Fleisch- und Fischkonserven für Kinder wurde durch das Forschungsinstitut für die Konservenindustrie eine repräsentative Untersuchung durchgeführt. Danach werden in Kinderversorgungseinrichtungen gar keine Fertigspeisen und Fleischkonserven verbraucht. Dagegen sind Hackfleischkonserven, Leber- und Fleischpasteten sowie Fischkonserven in Öl sehr beliebt. An Gemüsekonserven werden in größeren Mengen Kürbis, Letscho, Tomaten und Blumenkohl verzehrt; der Verbrauch an grünen Erbsen, Bohnen und Mischgemüse ist gering.
   Dessertgurken sind sehr beliebt. An Obstprodukten zeigt der Verbrauch von Marmeladen, Kompotten und Sirupen eine steigende Tendenz. Konserven, die für verschiedene Altersgruppen die differenzierten Ernährungsbedürfnisse erfüllen, werden gegenwärtig nicht produziert. Eine solche Produktentwicklung ist in nächster Zeit geplant.
3. Das Unternehmen für Kinder- und Schülerspeisung verbraucht in Großeinheiten (5-Liter-Gläser) abgefüllte Obst- und Gemüse-Halbfabrikate in großer Menge. Die Einführung von Tomaten-, Pflaumen- und Aprikosensäften anstelle von Suppen wurde in der Schülerspeisung 1975 vorgenommen. Diese Produkte werden von den Kindern gern verzehrt.

Betriebliche Gemeinschaftsverpflegung

In den meisten Unternehmen für die betriebliche Gemeinschaftsverpflegung und in den Betriebsgroßküchen wird die Speisenproduktion mit traditioneller Technologie vorgenommen. Ein großer Teil der Rohwaren kommt in unvorbereitetem Zustand in die Küchenlager. Die Reinigung, Vorbereitung, Zerkleinerung und Fleischzerlegung wird — aus Mangel an modernen Küchengeräten — meistens in Handarbeit vorgenommen. In Großbetrieben gereinigte und vorbereitete Gemüserohware, zerlegtes und vorbereitetes Fleisch sowie konservierte Halbfertigprodukte werden hauptsächlich nur bei den größten Budapester Unternehmen verwendet. Die Tendenz, den Fehler der ungarischen Volksernährung einer zu kalorienreichen Ernährung in der Gemeinschaftsverpflegung zu korrigieren, d. h. den Überverbrauch von Getreide zu senken und den Verzehr von Gemüse, Fleisch und Eiern zu erhöhen, rückt immer mehr in den Vordergrund.

Gegenwärtig ist in den Betrieben die Nachfrage nach einer Versorgung größer als das Angebot. Die zukünftige Entwicklung sieht eine Veränderung des zurückgebliebenen Bedienungsniveaus vor. Anstelle des weit verstreuten, traditionellen und arbeitsintensiven Kochens soll eine zentralisierte, hochproduktive, auf der Lebensmittelindustrie basierende Speisenproduktion geschaffen werden.

Es ist eine umstrittene Frage, ob die Lebensmittelindustrie der Gemeinschaftsverpflegung gefrierkonservierte Halb- und Fertigprodukte oder sterilkonservierte Halbfabrikate liefern soll. Zwar stehen für die Produktion von Gefrierkonserven gute Erfahrungen des Auslands (Schweiz, Schweden, England) zur Verfügung, ich halte jedoch die sterilen Halbfertigprodukte gegenüber den Gefrierkonserven in Ungarn hauptsächlich aus ökonomischer Sicht für konkurrenzfähig. Es sollen hier der Energiebedarf, der hohe Preis für Lagerung, Transport und Auftauanlagen der Gefrierkonserven erwähnt werden.

Die Aufgaben der Konservenindustrie zur Befriedigung der Ansprüche der Gemeinschaftsverpflegung

Zusammenfassend ist festzustellen, daß heute zirka 23% der Bevölkerung Ungarns irgendeine Form der Gemeinschaftsverpflegung in Anspruch nehmen. Bis 1990 wird diese Zahl voraussichtlich auf das Doppelte steigen. Um diesem rapid zunehmenden Anspruch Genüge zu leisten, ist es nötig, die technisch-organisatorischen und Entwicklungsmaßnahmen des Binnenhandels, der gesellschaftlichen Speisenwirtschaft und der besonders interessierten Zweige der Lebensmittelindustrie (Milch-, Fleisch-, Konserven- und Gefrierindustrie) zu koordinieren.

Es ist erforderlich, eine zentralisierte Speisenproduktion mit hoher Produktivität im Bereich der Lebensmittelindustrie aufzubauen.

Um das technologische System für die Vorbereitung von großen Rohstoffmengen für die Herstellung von Halb- und Fertigwaren auszuarbeiten zu können, soll man die wirksamste Form der Arbeitsteilung zwischen den Lebensmittel- und Gaststättenindustrien finden. Zum Schluß möchte ich diejenigen Produkte zusammenfassen, an deren Entwicklung die ungarische Konservenindustrie arbeitet:

- 10 Portionen Gemüsepürees für Krippen und Säuglingsheime in 2-kg-Dosen
- Frucht- und Gemüsehalbfertigprodukte in 5-Liter-Gläsern (z. B. grüne Erbsen, Karottenwürfel, geschnittene Bohnen, gereinigte halbierte Früchte) sind die bekanntesten Produkte der Industrie. Das moderne Verschließen und die kontinuierliche Sterilisation der Verpackungen ist noch zu lösen
- In 5-Liter-Gläsern abgefüllte Fruchtsäfte anstelle von Suppen für die Schulspeisung
- Tomaten- und verschiedene Gemüsesoßen in 5-Liter Gläsern zu Fleischgerichten
- Suppenpulver auf Fleisch- und Gemüsebasis in 50-Port.-Packungen
- Fertiggerichte für Diät und Schonkost in 2-kg-Dosen.

Dr. Maria Szenes
Forschungsinstitut der Konservenindustrie
Budapest

W. Nowak

Darmoperationen und Ernährung

Als Darmoperationen fassen wir operative Eingriffe von der Flexura duodenojejunalis bis zum Anus zusammen. Davon schließen wir bewußt den Zwölffingerdarm aus, da das Duodenum chirurgisch-anatomisch und auch funktionell zur Oberbaucheinheit gehört. Das Duodenum ist weitgehend hinter dem Bauchfell fixiert und mit für die **Digestion**, das Aufspalten der Nahrung in Bruchstücke, verantwortlich.
Vom Beginn des Jejunums bis zum Sigma hat der Darm ein mehr oder weniger langes Meso (Gekröse) und ist daher mobil. Funktionell sind diese Darmabschnitte für die Aufnahme, die **Resorption** von Nahrungsspaltprodukten verantwortlich. Im englischen medizinischen Sprachgebrauch gilt dafür das Wort „absorption". Das erklärt die Wortbildung „Malabsorptions-Syndrom" für Störungen der Resorption. Die unteren Abschnitte des Kolons haben außerdem eine Ausscheidungsfunktion — die **Exkretion.** Digestion und Resorption sind an einen ungestörten **Transport** des Darminhalts gebunden. Je nach Ausmaß und Lokalisation beeinträchtigt der chirurgische Eingriff am Darm die genannten Grundfunktionen. Im Dünndarmbereich sind die benignen (gutartigen) Erkrankungen weitaus häufiger Indikation zur Operation als am Dickdarm. Sieht man von der Appendektomie ab, so sind die Karzinome Hauptindikation zum chirurgischen Eingriff am Kolon und Rektum. Die Dickdarmoperation birgt das größere Risiko in sich. Allgöwer bewertet die komplikationsarme Kolonchirurgie sogar als die „Meisterprüfung" des Chirurgen. Der hochinfektiöse Inhalt, Besonderheiten des Peritonealüberzuges und der Durchblutung beschwören rascher als nach Eingriffen am Dünndarm eine lebensbedrohliche Komplikation herauf. Besondere Beziehung zum Thema dieses Beitrages hat die operative Behandlung der Adipositas durch Ausschaltungsoperationen am Dünndarm. Diese Eingriffe sollen durch Verkürzung der Dünndarmpassage eine Gewichtsabnahme erzielen (Abbildung 1). Des weiteren sind die Fisteloperationen zum Zwecke der Ernährung bei Kranken mit nichtresezierbaren Tumoren im Magen und unteren Ösophagus zu erwähnen (Abbildung 2).

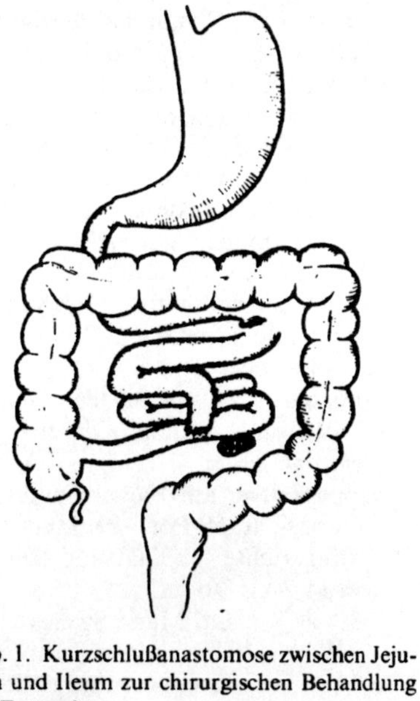

Abb. 1. Kurzschlußanastomose zwischen Jejunum und Ileum zur chirurgischen Behandlung der Fettsucht

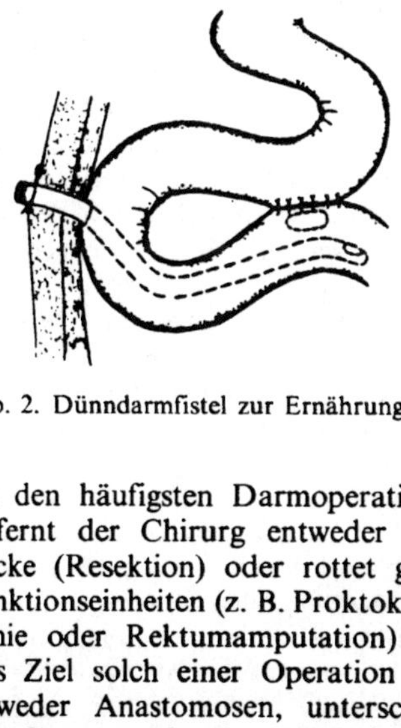

Abb. 2. Dünndarmfistel zur Ernährung

Bei den häufigsten Darmoperationen entfernt der Chirurg entweder Teilstücke (Resektion) oder rottet ganze Funktionseinheiten (z. B. Proktokolektomie oder Rektumamputation) aus. Das Ziel solch einer Operation sind entweder Anastomosen, unterschiedliche Stomata oder der Kunstafter.
Nach jeder Bauchoperation ist der Darm für längere Zeit ruhig gestellt. Es besteht eine Darmparalyse für 12 bis 24 Stunden. Die postoperativ wiederkehrende Peristaltik ist am ehesten über dem Dünndarmbereich zu hören. Magen und Kolon nehmen etwas verzögert ihre motorische Funktion wieder auf. Bleiben die Darmgeräusche nach einer Operation länger als 24 Stunden stumm oder verschwindet die einmal vorhandene Peristaltik wieder, so kündigt sich eine postoperative Komplikation an.
Jede Anastomose schwillt nach der Naht und verengt so ihren Querschnitt. Wir müssen mit einer Lumenreduzierung um etwa ein Drittel rechnen. Kolonanastomosen sind später belastbar als Dünndarmverbindungen.
Die wiederkehrende Darmmotorik, die ödematöse Lumenreduzierung der Anastomose, die Ausdehnung und die Lokalisation, des Eingriffs bestimmen Zeitpunkt und Art des postoperativen Kostaufbaus.

Dünndarmresektionen mit End-zu-End-Anastomosen

Wie nach jeder Operation verlangt die frühe postoperative Phase ein ausgewogenes nebeneinander von parenteraler und enteraler Ernährung. Wir lassen nach Operationen am Darm den Kranken grundsätzlich am 1. postoperativen Tag nüchtern und führen Flüssigkeit, Mineralien und Nahrungsstoffe über eine Infusion zu. Im Magen liegt eine Sonde zum Absaugen des Sekrets. Dem Vorschlag Hartigs folgend, berechnen wir im Therapieplan die Korrekturlösungen, ergänzen den Tagesbedarf mit Basislösungen und ersetzen die Flüssigkeitsverluste aus der Sonde qualitätsgerecht.
Sind nach 24 Stunden die ersten Peristaltikgeräusche festzustellen, dann wird schluckweise ein Teil der Infusionsmenge ersetzt. Wir beginnen mit dem folgendem Schema:

1. **postoperativer Tag:** komplette Infusionstherapie
2. **postoperativer Tag:** 500 ml Flüssigkeit (Tee) und parenterale Substitution
3. **postoperativer Tag:** bis 1000 ml Flüssigkeit (Tee und Suppe) und parenterale Substitution

4.—7. **postoperativer Tag:** pürrierte Kost

8. **postoperativer Tag:** Übergang zur Normalkost.

Nach diesem postoperativen Kostaufbau resultieren aus Resektionen von weniger als 50% des Dünndarms keine besonderen Diätvorschriften. Latent vorhandene Malabsorbtionssyndrome, vorangegangene Operationen am Magendarmtrakt (z. B. Magenresektionen) werden jedoch durch zusätzlichen Dünndarmverlust in ihrer Auswirkung auf die Verdauung deutlicher.

Das Kurzdarm-Syndrom

Mesenterialinfarkt, Mesenterialvenenthrombosen und die Enteritis regionalis Crohn zwingen den Chirurgen mitunter zu ausgedehnten Dünndarmresektionen, um das Leben des Kranken zu erhalten. Ausmaß und Lokalisation des Dünndarmverlustes entscheiden primär die Überlebenschance des Patienten. Grundsätzlich gilt deshalb für alle Resektionen:

- Jeder Zentimeter lebensfähiger Darm ist wichtig. Ein Verlust von mehr als 50% der Gesamtlänge des Dünndarmes hat Folgen für die Ernährung des Operierten. Mehr als 80% Dünndarmverlust sind unter praktischen Gesichtspunkten bei Erwachsenen nicht zu tolerieren. Berichte über erfolgreiche ausgedehntere Resektionen sind Ausnahmen und verlangen eine aufwendige lebenslange Therapie für die Kranken
- Der Verlust der Ileocoecalklappe vermindert die Überlebenschance nach ausgedehnten Resektionen beträchtlich
- Ileumresektionen werden schlechter kompensiert als proximale Darmverluste.

Ausgedehnte Dünndarmverluste (über 50%) verursachen ein Krankheitsbild, das treffend mit dem Wort „Kurzdarm-Syndrom" umschrieben ist. In seiner ausgeprägten Form gelten als charakteristische Symptome: Durchfälle, Nahrungsintoleranz, gestörte Resorption von Nahrungsbestandteilen, Elektrolytverluste und -fehlregulationen, Gewichtsabnahme und Appetitlosigkeit. Der Tod folgt letztlich aus unterschiedlichen Gründen infolge darniederliegender Körperabwehr.

Als unmittelbare Folge nach einer Dünndarmresektion ist die verminderte Resorptionsfläche aufzufassen für Substanzen, die allein durch Diffusion aufgenommen werden. Stärker ins Gewicht fällt der Verlust von Darmarealen mit spezifischer Funktion, in denen aktive Transportsysteme vorhanden sind. Aktiv, unabhängig von Konzentrationsgradienten, werden Kalzium, Cholesterol, Gallensalze und Vitamin B_{12} aufgenommen.

Mangelhafte Gallensalzresorption verursacht eine „chologene Diarrhoe". Infolge verminderter Fettverdauung erreichen unresorbierte langkettige Fettsäuren gemeinsam mit Gallensalzen das Kolon, irritieren den Dickdarm und verursachen so die chologenen Durchfälle. Dieser Gallensalzverlust mit dem durchfälligen Stuhl zapft den in sich fast geschlossenen enterohepatischen Kreislauf der Gallensalze an und führt zu einer Erschöpfung des Vorrats. Daraus resultiert eine verminderte Ausscheidung. Der zur Fettresorption nötige Gehalt an Gallensäuren von 2 µmol/ml Dünndarmsaft (normal: 4 µmol/ml) wird unterschritten (Varró). So manifestiert sich die chologene Diarrhoe im circulus vitiosus.

Die Fettverdauung ist am empfindlichsten zu stören. Irritationen der Kohlenhydratverdauung lassen sich mit Belastungstests — z. B. der Xylosebelastung — entdecken. Eine negative Stickstoffbilanz resultiert aus der gestörten Eiweißverdauung.

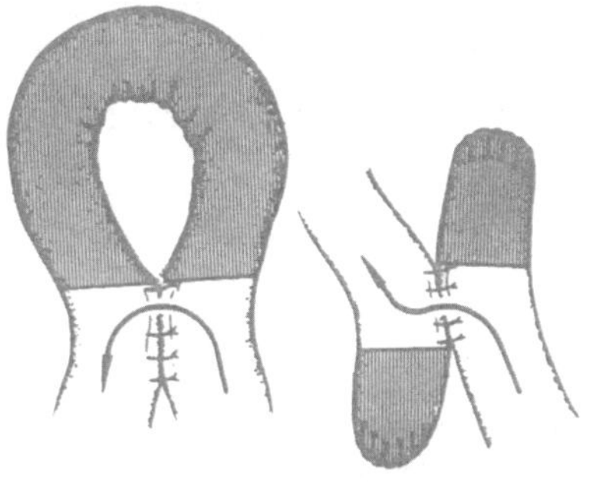

Abb. 3. Seit-zu-Seit-Anastomosen am Darm mit Blindsackbildung (schraffiert)

Mit dem Wegfall des terminalen Ileums fehlt dem Körper auch das Resorptionsareal für Vitamin B_{12}. Daraus wächst die Gefahr einer symptomatischen Perniciosa und die Notwendigkeit einer parenteralen Substitution des Vitamins. Andere Hypovitaminosen betreffen die Vitamine A, D und K.

Zum Kurzdarmsyndrom gehören 3 Sekundäreffekte

— die vermehrte Magensekretion,
— die erhöhte Darmmobilität und
— die bakterielle Überwucherung.

Aus der Magenhypersekretion folgt die Neigung zu Gastroduodenalgeschwüren. Es entsteht die „Säurediarrhoe". Das imitiert nach ausgedehnten Dünndarmresektionen Symptome des Zollinger-Ellison-Syndroms. Moossa und Mitarbeiter haben bei Rhesusaffen die vermehrte Magenresektion schon nach 50%-Dünndarmresektion beobachten können. Anscheinend ist der Reiz zur Säureproduktion proportional zur Ausdehnung der Dünndarmresektion. Die bleibend erhöhte Magensekretion hat keine Beziehung zur Serumkonzentration von Gastrin oder GIP (gastric inhibitory peptid). Weder ist Gastrin erhöht, noch findet sich eine Verminderung des GIP. Der verminderte pH-Wert der Ingesta inaktiviert die Lipase und das Trypsin mit entsprechender Maldigestion von Fett und Proteinen. Letztlich übt der saure Stuhl seine Wirkung auf die Schleimhaut des Afters und das perianale Gewebe aus.

Die erhöhte Darmmobilität ist als Durchfallsyndrom unterschiedlicher Ursachen bereits erwähnt. Es bleibt darauf hinzuweisen, daß die eigentlich große Resorptionsfläche des Jejunums nach Ileumresektion durch die beschleunigte Passage ineffektiv wird.

Die bakterielle Überwucherung des physiologisch von Bakterien wenig besiedelten Dünndarmes unterstützt einige der genannten pathogenetischen Mechanismen. Zum Beispiel verbrauchen Colibakterien VitaminB_{12} und zum anderen verstärken sie durch Dekonjugation der Gallensalze die chologene Diarrhoe.

Postoperativ unterscheiden wir mit Conn und Mitarbeiter 3 Therapiephasen.

I. Phase: komplette parenterale Ernährung

Die parenterale Ernährung ist mit dem Angebot an Elektrolyt-, Kohlenhydrat-, Aminosäure- und Fettinfusionslösungen eine wissenschaftlich fundierte und praktisch gut durchführbare Ernährungsform (Hartig). Medikamentös gilt es in dieser Phase, die Magenhypersekretion durch Antazida (Atropin, evtl. oral Simagel®, Tepilta®) zu vermindern und die vermehrte Darmmobilität zu zügeln. Es gibt Patienten, die über 4 Jahre ausschließlich parenteral ernährt wurden (Jeejeebnoy und Mitarbeiter).

II. Phase: oraler Kostaufbau

Sind mehr als 60 cm Darm verblieben, so kann 2—3 Wochen postoperativ mit dem oralen Kostaufbau begonnen werden. In dieser Zeit bleibt die parenterale Ernährung die Hauptkalorienquelle. Anfänglich sind isotone Elektrolytlösungen in steigender Menge anzubieten. Der Kostaufbau strebt vorerst nach einer oralen bilanzierten synthetischen Diät (Heine, Hartig). Die schrittweise Steigerung der Osmolarität verhindert Unverträglichkeitserscheinungen seitens des Darmes. Stephens und Randall empfehlen alle 3 Tage eine Erhöhung um 30 Milliosmol. Die tägliche Volumentoleranz wird mit zirka 1000—1500 ml angegeben. Fette sollten erst nach erfolgreichem Übergang zur Bausteinkost versucht werden. Selbst mittelkettige Triglyzeride werden nicht immer vertragen (Stephens und Randall).

III. Phase: Anpassung an orale Ernährung

Trotz allem vorher gesagtem ist die Anpassungsfähigkeit des Darmes groß. Macht ein behutsamer Kostaufbau den Übergang zu einer oralen Ernährung möglich, so ist es wichtig, die optimale Fettoleranz gründlich zu ermitteln. Neben der Menge spielt die Qualität der Fette eine Rolle. Schweinefett wird am schwersten, Butter besser, pflanzliches Öl am besten toleriert. Bei stärkerer

Fettintoleranz empfehlen sich mittelkettige Triglyzeride (Linosan®).
Patienten mit einem Kurzdarmsyndrom sollen voluminöse Mahlzeiten meiden, um den Peristaltikreiz zu mindern. Der Flüssigkeitsbedarf ist möglichst zwischen den Mahlzeiten zu decken, während zu den Hauptmahlzeiten eher feste Nahrungsstoffe zu verzehren sind (Varró).
Unbedingt nötig ist eine regelmäßige Substitution der Vitamine A, D, E, K, B_{12} und Folsäure. Die Gabe von Pankreasenzym entspricht der Prophylaxe einer Maldigestion. Medikamentös hilft Cholestyramin, die chologene Diarrhoe zu hemmen. Codein und Opiumtropfen finden nur begrenzte Anwendung. Anticholinergica zielen vor allem auf eine Verminderung der Säureproduktion des Magens.
Als letzte Möglichkeit kommt die operative Verzögerung der Dünndarmpassage in Betracht (Reding).

Blindsack-Syndrom

Das Blindsack-Syndrom (Abbildungen 3 und 4) ist Folge einer heute nur noch in Ausnahmefällen angelegten Seit-zu-Seit Anastomose zur Wiederherstellung der Darmkontinuität (Reding), aber auch spontane innere Fisteln, z. B. bei der Enteritis regionalis Crohn, können als Ursache in Betracht kommen.
Als charakteristischer Symptomkomplex gilt: eine Steatorrhoe und eine perniciöse Anämie ohne nachweisbare Achlorhydrie, bei unveränderter Magenschleimhaut und nachweisbarem Intrinsic-Faktor.
In blinden Dünndarmschlingen kommt es zu einer Stase. Infolgedessen vermehren sich pathogene Keime. Der Vitamin-B_{12}- und Folsäureverbrauch der Darmflora führt zu einer Verarmung an diesen Vitaminen und schließlich zur Anämie. Wahrscheinlich kommt es über eine Dekonjugierung von Gallensäuren durch Bakterien zur charakteristischen Steatorrhoe.
Als einzig wirksame Therapie bietet sich die Resektion der blinden Schlinge an mit nachfolgender Anlage einer funktionstüchtigen End-zu-End-Anastomose. Eine antibiotische Therapie vermag nur passager die pathologische Darmflora zurückzudrängen und die Krankheitssymptome zu bessern.

Ileostomie

Der Dickdarm, einschließlich Mastdarm und After, können entfernt werden, ohne daß damit eine absolute lebensbedrohliche Gefahr heraufbeschworen wird. Für Kranke mit einer Colitis ulcerosa bleibt bei Totalbefall von Rektum und Kolon oft keine andere Möglichkeit, als sich einer Proktokolektomie zu unterziehen. Der Dünndarm kann nach einiger Zeit der Gewöhnung (zirka 3 Wochen) die Wasserresorption zum größten Teil übernehmen.
Die Anpassung an einen Ileumafter verlangt vom Patienten mehr Aufwand als beim Kolostoma (Tabelle 1). Jedoch sollte dieser Umstand allein den Arzt nicht davon abhalten, bei entsprechender Indikation zur Proktokolektomie zu raten. Dieser Eingriff verspricht Heilung von einem lebensbedrohlichen Leiden und bedeutet gleichzeitig eine gezielte Karzinomprophylaxe.

Tabelle 1
Unterschiede zwischen Ileostoma und Kolostoma (nach Sparberg)

Ileostoma (Ileumafter)	Kolostoma (Anus praeter-naturalis)
1. bei Colitis ulcerosa oder multipler Polyposis	1. bei Rektumkarzinom oder Divertikulitis
2. prominentes Darmstoma	2. ebenes Darmstoma
3. rechtsseitig	3. linksseitig
4. flüssiges Exkrement	4. festes Exkrement
5. korrosives Exkrement	5. inertes Exkrement
6. größerer Pflegeaufwand	6. geringerer Pflegeaufwand

Die Folgen für die Ernährung des Ileostomaträgers ergeben sich primär aus dem Verlust der Dickdarmfunktion. Sie betreffen vorwiegend den Wasser- und Elektrolythaushalt des Körpers, wie aus Tabelle 2 zu erkennen ist. Aus dem bedeutenden Wasser- und Natriumverlust ergeben sich unmittelbar nach der Operation, wie auch auf die Dauer, die wichtigsten Konsequenzen. Die Stuhlmengen können in der frühen postoperativen Phase bis zu 3000 ml erreichen. Das verlangt eine gezielte parenterale Substitution, die sich streng an die individuelle Bilanzierung halten muß. 14 Tage nach Kolektomie beginnt der Stuhl einzudicken, um nach etwa 3 Wochen auf eine tägliche Menge von 500 ml/die zu kommen.
Die unmittelbare Folge des Wasserverlustes ist ein konstanter Durst. Der Salzverlust führt zur Mattigkeit. Der Kochsalzbedarf wächst auf 6—9 g/die. Wird zuviel gesalzen, erhöht sich die Darmabsonderung!
Der chronische Salz- und Wasserverlust des Ileostomaträgers begründet seine Neigung zum Nierensteinleiden. Die Reduktion des Urinvolumens löst diese häufige Spätkomplikation aus. So sind eine ausreichende Wasser- und Salzzufuhr nicht nur für das unmittelbare Wohlbefinden notwendig, sie bedeuten auch eine Harnsteinprophylaxe. Dabei ist wichtig zu wissen, daß vermehrt aufgenommenes Wasser vorrangig über die Nieren ausgeschieden wird und nicht die Stuhlmenge zwangsläufig erhöht.
Ungenügende Na-Substitution führt zu einer Erschöpfung des Körpervorrats. Daraus resultiert eine vermehrte Ausscheidung von Kalium, der dann letztlich eine nur schwer zu bekämpfende Elektrolytentgleisung folgt.
In der Ileostomabehandlung erfahrene Ärzte (Sparberg) weisen auf ein weiteres Problem hin: die postoperative Gewichtszunahme. Anfänglich als Bestätigung des Handlungserfolges wohlwollend beobachtet, kann sich daraus ein nur schwer zu reduzierendes Übergewicht entwickeln. Abmagerungskuren sind einem Ileostomaträger nicht ohne weiteres zu empfehlen. Eine recht-

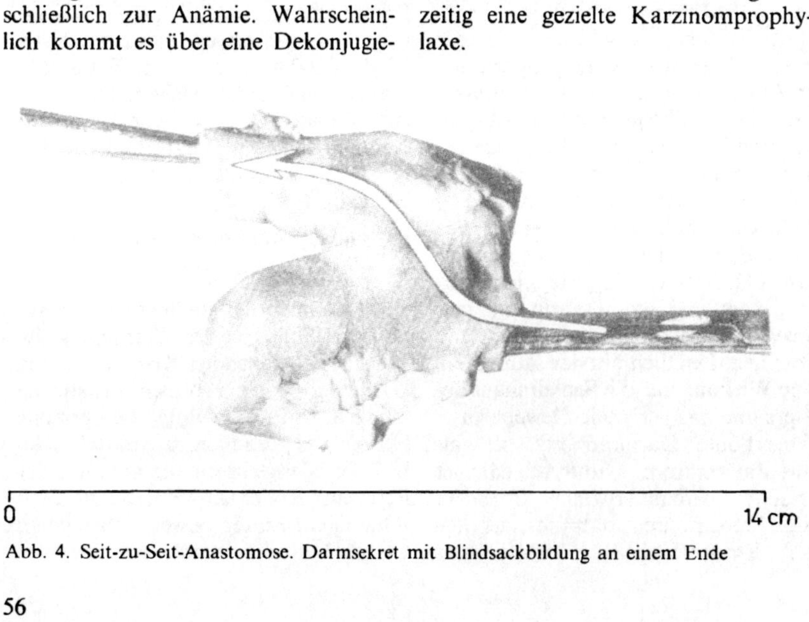

Abb. 4. Seit-zu-Seit-Anastomose. Darmsekret mit Blindsackbildung an einem Ende

Tabelle 2
Verlustmengen mit Ileostomaexkrement und normalen Faeces (nach Turell) pro Tag

	Ileumchymus	Faeces
Volumen	500 ml	150 ml
Natrium	50—70 mval	2,5— 5 mval
Kalium	3—10 mval	10 —20 mval
Chlorid	20—50 mval	1 — 2 mval

zeitige Beschränkung an Nährstoffen ist deshalb ratsam.
Geruchsproduzierende Speisen, wie Eier, Fisch und Zwiebel, wird der Patient bald von selbst meiden. Gleichfalls gilt es für ihn selbst zu prüfen, welche Speisen den Ileostomafluß erhöhen und welche das nicht tun.
Das Ileostoma neigt zur Stenose. Dann fangen sich im terminalen Ileum unverdauliche faserige Reste (z. B. von Apfelsinen und schlecht gekauter Nahrung).

Kolostomie — Anus praeternaturalis

Das Problem der Kolostomie ist nicht die Auswirkung auf die Ernährung, sondern der Verlust der Stuhlkontinenz. Es genügen die verbleibenden Kolonanteile, um die Funktion der Stuhleindickung und der Passageverzögerung zu übernehmen. Bedeutende Konsequenzen für die Ernährung des Patienten ergeben sich darum nicht.
Dem Anus-praeter-Träger ist es aber möglich, durch sorgfältige Auswahl seiner Nahrung die Stuhlentleerung in Menge und Häufigkeit zu regulieren. Es gibt keine feststehende, einheitliche Kostform für einen Kranken mit Kunstafter. Regelmäßige Nahrungsaufnahme und individuelle Zusammenstellung der Kost sind die wichtigsten Voraussetzungen für eine regelmäßige Entleerung des Darmes ohne Kontinenzorgan (Kiene). Der Kranke muß selbst lernen, die Nahrungsmittel in ihrer Wirkung auf seine eigene Darmtätigkeit zu überprüfen. Ratschläge ersparen nicht die selbständige Erfahrung.

Dickdarmoperationen

Die Ernährung erhält in der unmittelbaren prä- und postoperativen Phase bei Dickdarmoperationen besondere Bedeutung. Auch hier sind es weniger die leicht zu kompensierenden Funktionsausfälle, als vielmehr die hohe Rate an postoperativen Wundinfektionen, die dem Zusammenhang von Dickdarmoperationen und Ernährung ein besonderes Gewicht geben. Als eine Ursache der hohen Rate an Wundinfektionen nach operativen Eingriffen am offenen Dickdarm und Rektum muß der hochinfektiöse Darminhalt angesehen werden. Es liegt nahe, den Darm vor einer Operation zu reinigen und so das Infektionsrisiko zu vermindern.
Die Gabe von Antibiotika zur „Darmsterilisierung" hat Nachteile. Viele Chirurgen verzichten deshalb auf eine spezielle Antibiotikaprophylaxe.
Neben der Verordnung von milden Abführmitteln und Einläufen 2 Tage vor der Operation kommt einer flüssigen Kostform 3—4 Tage präoperativ eine wichtige Bedeutung zu. Die übliche Suppen- und Saftkost bringt die Gefahr einer unzureichenden Ernährung der oft älteren und hinfälligen Kranken mit sich. Moderne Sondenkostformen mit chemisch definierter Nahrung (z. B. Berlamin) haben hier eine breite Anwendungsmöglichkeit. 4 Tage nach einer vollbilanzierten Sondenernährung ist der Darm leer und für eine Operation optimal vorbereitet. Der Vorteil einer schlackenfreien Kost ist auch postoperativ von bedeutendem Nutzen: Die Dickdarmanastomose erfährt nur eine geringe Belastung vom Darminhalt her und nach entsprechender Nahttechnik (einreihige Naht) bleibt dem Kranken eine präventiv angelegte Kolostomie oft erspart.

Literaturhinweise

Allgöwer, M., J. Hasse und B. Herzog: Colonresektionen; Chirurg **42** (1971) 1

Conn, J. H., C. M. Chavez und W. R. Fain: The short bowel syndrome; Ann. Surg. **175** (1972) 803

Hartig, W.: Moderne Infusionstherapie; 2. Auflage, Barth-Verlag, Leipzig 1973

Hartig, W.: Orale bilanzierte synthetische Diät; Zbl. Chir. **101** (1976) 1288

Heine, W., W. Hartig und H.-D. Czarnetzki: Bilanzuntersuchungen bei parenteraler Ernährung mit „Alvesin neu"; Zbl. Chir. **101** (1976) 1296

Jeejeebnoy, K. N., W. J. Zohrab, B. Langer, M. D. Philipps, A. Kuksis und G. H. Anderson: Total parenteral nutrition at home for 23 month without complication, and with good rehabilitation; Gastroenterology **65** (1973) 811

Kiene, S.: Ratgeber für Kunstafterträger; Johann-Ambrosius-Barth-Verlag, Leipzig 1977

Moossa, A. R., A. W. Hall, D. B. Skinner und C. S. Winans: Effect of fifty percent small bowel resection on gastric secretory function in rhesus monkeys; Surgery **80** (1976) 208

Reding, R.: Chirurgie des Dünndarms; in: Bier, A., H. Braun und H. Kümmell: Chirurgische Operationslehre; hrsg. von E. Derra, P. Huber und W. Schmitt, Band 4/2; 8. Auflage, Barth-Verlag, Leipzig 1975

Sparberg, M.; Ileostomy Care; C.C. Thomas, Springfield, Illinois, USA 1971

Stephens, R. V. und H. T. Randall: Use of a concentrated, balanced, liquid elemental diet for nutritional management of catabolic states; Ann. Surg. **170** (1969) 642

Turell, R.: Diseases of the colon and anorectum; W. B. Saunders, Philadelphia, USA 1969

Varró, V.: Operationsfolgen am Darm; in: Klinische Gastroenterologie; hrsg. von L. Demling, Thieme-Verlag, Stuttgart 1973

Dr. sc. med. W. Nowak
Chirurgische Klinik
Bereich Medizin
Wilhelm-Pieck-Universität
Rostock

IN EIGENER SACHE

Bitte letzte Umschlagseiten beachten!

Mit Heft 1/1976 hatten wir begonnen, auf den letzten Umschlagseiten Rezepturen für kalorienreduzierte Werkessen zu veröffentlichen. Sie waren als Wahlessen für Essenteilnehmer gedacht, die arbeitsfähig sind und den Wunsch haben, durch gezielte Kalorienreduzierung etwas Übergewicht abzubauen. Diese Gerichte enthielten maximal 500 kcal bei gleichzeitiger optimaler Nährstoffbilanz. Mit Heft 1/1978 wurde diese Serie abgeschlossen. Es kamen insgesamt 52 Rezepturen zum Abdruck.
Ab Heft 2/1978 veröffentlichen wir Salatrezepturen für die Kalte Küche. Diese Rezepturen wurden wiederum von Horst Weibelzahl, Küchenmeister und Ökonom des Hotel- und Gaststättenwesens, Mitarbeiter des Zentralinstituts für Ernährung, aufgestellt. Neben der Rezeptur für jeweils 10 Portionen und dem Nährwert für die Einzelportion werden Zubereitungshinweise gegeben. Die Rezepte sind wie bisher zum Ausschneiden bestimmt und können zu einer Rezepturenkartei zusammengestellt werden.
Wir wünschen beim Ausprobieren viel Erfolg!

Ihre Redaktion „Ernährungsforschung"

J. Knappe

Nahrungsmittel und ihre ernährungsphysiologische Wirkung bei Herz-Kreislaufleiden

In den letzten Jahrzehnten wird in allen höher industrialisierten Ländern eine erhebliche Zunahme der ischämischen Herz- und Gefäßkrankheiten beobachtet. Nach unseren epidemiologischen Untersuchungen müssen wir in der DDR — wo diese Krankheitsgruppen 52 bis 60% aller Todesfälle verursachen — jährlich allein mit mehr als 25000 akuten Myokardinfarkten rechnen, von denen 60% der Betroffenen das erstfolgende Jahr nicht überleben. Besonders dieses epidemische Anwachsen des Infarktes und seine hohe Frühletalität waren Anlaß für weltweite Untersuchungen, als deren bedeutsamstes Ergebnis zahlreicher prospektiver epidemiologischer Untersuchungen die Herausarbeitung von Risikofaktoren gewertet werden muß.

Risikofaktoren für Herz-Kreislaufkrankheiten

Diese sogenannten Risikofaktoren gestatten eine Erfassung gefährdeter Personengruppen — zunehmend sind dabei auch mittlere und jüngere Altersgruppen betroffen — noch vor dem Auftreten von pektanginösen Beschwerden und EKG-Veränderungen. An Hand solcher Faktoren ist bereits eine relativ präzise Vorausberechnung des Infarktrisikos möglich. Die Exaktheit der Voraussage betrifft allerdings nicht den einzelnen Probanden, sondern entsprechende Gruppen, da die gefundenen Faktoren nur statistisch gesicherte Korrelationen und nicht kausale Verknüpfungen zum individuellen Erkrankungsrisiko zeigen. Unter den Risikofaktoren spielen neben der Hypertonie und dem Zigarettenrauchen metabolische Störungen — insbesondere des Lipidstoffwechsels — und damit Fragen der Ernährung eine dominierende Rolle. Das Serumcholesterin erwies sich z. B. in der Framingham-Studie und im Verlauf der „International Cooperative Study on Cardiovascular Epidemiology“ als besonders aussagekräftiger Indikator für das spätere Auftreten arteriosklerotisch bedingter Herz- und Gefäßkrankheiten.

Man steht zur Zeit auf dem Standpunkt, daß die Pathogenese der Arteriosklerose durch zahlreiche und unterschiedliche Faktoren beeinflußt wird. Schon Virchow und später Aschoff haben die noch gültigen Prinzipien aufgestellt, wonach zwischen Gefäßinhalt und Gefäßwand innige Beziehungen bestehen.

Im Sinne der Filtrationstheorie werden vermehrt Plasmabestandteile in die Gefäßwand eingeschleust, dort teils zellulär aufgenommen, teils niedergeschlagen und zu geringen Teilen an die äußeren Gefäßschichten abgegeben. Unter den krankmachenden Faktoren spielen dabei die Plasmalipide nach wie vor eine bedeutende, wenn nicht die wichtigste Rolle.

In der Frühphase des Arterioskleroseprozesses entwickeln sich sogenannte Fettstreifen, die aus Cholesterin, Phospholipiden und Lipoproteiden bestehen und relativ rasch in die sogenannten fibrös-fettigen Stadien übergehen.

Im dritten Lebensjahrzehnt beginnen bindegewebige Neubildungen als Antwort auf diese Störungen. Damit sind die Weichen für den folgenden arteriosklerotischen Umbau gestellt. Die weiteren Umbauvorgänge betreffen das gesamte Arteriensystem, können sich aber regionär verschieden abspielen, besonders bedrohlich im Bereich der Herzkranzgefäße, der Nieren- sowie der Hirngefäße, während Einengungen der Gliedmaßenarterien infolge vorhandener Umgehungsarterien zunächst längere Zeit folgenlos ertragen werden können. Letztlich sind der Gliedmaßenbrand, die schwere Mangeldurchblutung der Nieren mit nachfolgendem Hochdruck, der Hirnschlag und der Herzinfarkt die Folgen.

Heute ist nach aller zwischenzeitlicher Diskussion die Lipidtheorie sowohl für die Entstehung der Arteriosklerose als auch der allermeisten Herzinfarkte am besten begründet und wissenschaftlich erhärtet.

Entsprechende epidemiologische Studien haben bemerkenswert übereinstimmende Resultate bezüglich des Einflusses der Ernährungsgewohnheiten und davon abhängig des Serumcholesterins und anderer Lipide auf die Entwicklung von Herzkreislaufkrankheiten gezeigt. Einige, aber nicht alle Studien identifizierten Übergewicht und Fettsucht als Risikofaktoren, wobei Korrelationen nur bei Übergewicht von mehr als 20% und in Verbindung zu anderen Faktoren gefunden wurden.

Studien über die Beziehungen zwischen Ernährung und Mortalität bei verschiedenen Völkern zeigen, daß Unterschiede in der Menge der aufgenommenen Nahrungsmittel, besonders der gesättigten Fette, des Cholesterins und der Kalorien, Unterschiede in der Herzinfarkt-Mortalitätsrate besonders bei Männern mittleren Alters parallel laufen.

Die internationale Gemeinschaftsstudie in 7 Ländern — Finnland, Griechenland, Italien, Japan, den Niederlanden, USA und SFR Jugoslawien — umfaßt Beobachtungen an mehr als 12000 Männern im Alter von 30 bis 50 Jahren, die zu Beginn frei von ischämischer Herzkrankheit (IHK) waren. Es zeigte sich, daß die Prävalenz-, Inzidenz- und Mortalitätsraten für die IHK in einer signifikanten Relation zur Menge der mit der Nahrung aufgenommenen Fette und zum Serumcholesterinspiegel standen.

Populationen, die eine Nahrung mit hohem Gehalt an Cholesterin und gesättigten Fetten verzehrten, hatten im allgemeinen hohe durchschnittliche Cholesterinspiegel und hohe Inzidenzraten für die IHK. Populationen, deren Nahrung arm an Cholesterin und gesättigten Fetten war, hatten niedrige durchschnittliche Cholesterinspiegel und niedrige Inzidenz- und Mortalitätsraten für die IHK.

Probleme der Vorbeugung

Im Zusammenhang mit den Ergebnissen der prospektiven Risikofaktorenforschung wurden eine ganze Reihe von Problemen deutlich. Bislang fühlen sich die klinisch tätigen Ärzte in erster Linie dazu berufen, Krankheiten zu diagnostizieren und Kranke zu behandeln. Dies schließt eine sekundäre Prävention als Maßnahme zur Verhütung von Rezidiven oder Komplikationen ein.

In dem Zusammenhang ist z. B. der Herzinfarktkranke meist bereit, ärztlichen Rat anzunehmen und zumindest vorübergehend — solange er sich als Kranker fühlt — diesen auch zu befolgen. Ärzte, die voll in der Patientenbehandlung aufgehen, akzeptieren nur widerstrebend ihre Verantwortung für das Aufdecken von Risikopersonen und deren präventive Beeinflussung, solange keine Garantie gegeben werden kann, daß diese präventive Behandlung das Auftreten des Herzinfarktes ausschließt.

Gleichermaßen werden Personen ohne Beschwerden ihre Lebensgewohnheiten nicht ändern wollen, nur weil ihnen ein statistisch berechenbares Risiko aufgezeigt werden kann.

Internationale Studien und daraus abgeleitete Empfehlungen

Wegen dieser Probleme wurden Ende der 50er Jahre Interventionsstudien begonnen, d. h. Studien, in denen Risikofaktoren aktiv beeinflußt wurden.

In der sogenannten ersten Generation waren diese Studien zwar relativ unkompliziert; in der zu kleinen Zahl der Probanden, der Art ihrer Auswahl, des Fehlens echter Kontrollgruppen und einiger statistischer Unsicherheiten auch anfechtbar, jedoch konnten durch Beeinflussung der Hauptrisikofaktoren, insbesondere durch diätetische Maßnahmen, günstige Ergebnisse in der weitgehenden Eliminierung der Hauptrisikofaktoren und der damit im Zusammenhang stehenden Senkung der Inzidenz berichtet werden.

Die sogenannte zweite Generation der Interventionsstudien zur Frage der primären Prävention des Herzinfarktes gehen von wesentlich größeren Probandenzahlen und von der Beeinflussung mehrerer Risikofaktoren gleichzeitig aus.

Sie bemühen sich um die Beeinflussung ganzer Populationen, gehen von einer realistischeren Basis aus und besitzen größere statistische Sicherheit.

Im wesentlichen kennen wir heute 7 große Studien:

Tabelle 1
Ernährungsprogramm Erfurt — Ergebnisse der Screeningphase

Typische Belastungs-Angina pectoris	12,8%
Atypische Angina pectoris	30,9%
Hypertonie (≧ 160/95 mm Hg)	15,2%
Borderline Hypertonie	20,7%
Serumcholesterin (210—259 mg/100 ml)	30,4%
Serumcholesterin (≧ 260 mg/100 ml)	8,2%
Zigarettenraucher	44,3%

n = 3660 ♂ und ♀ (15—65 Jahre)

1. Die Clofibrate-Studie unter Beteiligung von Edinburgh, Prag und Budapest, in der 15000 Personen monofaktoriell mit Clofibrat zur Senkung eines erhöhten Cholesterinspiegels beeinflußt werden.
2. Die sogenannte Oslo-Studie, von Leren begonnen als multifaktorielle Studie mit Beeinflussung von erhöhtem Serumcholesterol, Blutdruck und des Zigarettenrauchens.
3. Die Göteborg-Studie, in der die gleichen Risikofaktoren gesundheitserzieherisch und durch spezielle Behandlungsmethoden beeinflußt werden bei 10000 Männern mittleren Alters.
4. Die 4-Länder-Studie in Warschau, Rom, Brüssel und London an 50000 Industriearbeitern mit den Schwerpunkten Hypertoniebekämpfung, Diät und Raucherstop.
5. Die Kaunas-Rotterdam-Interventionsstudie zur medikamentösen Beeinflussung der milden Hypertonie, Hypercholesterinämie und Glukosetoleranzstörung mittels Doppelblind-Technik.
6. Das MR. Fit-Programm, in dem in 20 Herz-Kreislauf-Zentren der USA nach einem Screening von 500000 Menschen 12000 Personen der sogenannten „high risk"-Gruppe auf der Basis ihrer Charakteristiken 5 Jahre lang beeinflußt werden (Rauchen 20%, Serumcholesterin und Hypertonien in 10% als erwartete Reduktionswerte). Kostenaufwand im ersten Jahr 1973: 25 Millionen Dollar.
7. Das Nord-Karelien-Projekt. Die Besonderheit dieses Projektes besteht darin, daß es durch eine Petition der Bürger dieser finnischen Provinz mit der höchsten Infarktinzidenz der Welt an die Regierung gestartet wurde.
   Die Generallinie des Projektes besteht darin, die bekannten Risikofaktoren (Serumcholesterin, Hypertonie, Rauchen) in der Gesamtbevölkerung zu reduzieren und gleichzeitig Frühdiagnose, Behandlung und Rehabilitation voranzutreiben. Gesundheitserziehung ist der entscheidende Teil dieses seit 1972 laufenden Programms.

Alle genannten Studien der zweiten Generation werden Ende der 70er Jahre abgeschlossen sein. Endgültige Ergebnisse liegen bisher noch nicht vor.

Die zur Zeit gültigen Empfehlungen sind in folgenden 7 Kernsätzen zusammenzufassen:

- Reduktion des Nahrungsfettes auf 25—30% der Kaloriengesamtzufuhr
- Reduktion der Fette mit gesättigten Fettsäuren zugunsten der Fette mit mehrfach ungesättigten Fettsäuren auf ein Verhältnis von 1:1,5 bis 2
- Reduktion des Cholesteringehaltes der Nahrung auf 300 mg/Tag
- Vermeidung starker Körpergewichtsschwankungen
- Einnahme mehrerer kleiner an Stelle weniger großer Mahlzeiten
- Verminderung der Zuckerzufuhr in reiner Form sowie
- Angemessenes körperliches Training.

Nach wie vor steht damit die Normalisierung krankhafter Veränderungen des Fettstoffwechsels an erster Stelle der Vorsorgemaßnahmen bei degenerativen Herz- und Gefäßkrankheiten, natürlich neben der Reduzierung des Kochsalzgehaltes der Nahrung unter 1,5 g pro Tag zur Prophylaxe des Hochdruckleidens. In diesem Zusammenhang ist von Interesse, daß in den USA und den nordischen Ländern seit 1962 in Verbindung mit einer großen Kampagne der gesunden Ernährung die Zahl der IHK um fast 10% zurückgegangen ist und besonders eine Abnahme der tödlichen Herzinfarkte zwischen dem 40. und 50. Lebensjahr registriert wurde. Auch die „Metropolitan Life Insurance Company" hat bei ihren Versicherten eine Abnahme der Koronarmortalität um 7% gefunden.

Das Erfurter Präventivprogramm

Im Bezirk Erfurt bemühen wir uns seit 2 Jahren um die Durchsetzung eines Programms der gesunden Ernährung mit allen Konsequenzen in den gesellschaftlichen Bereichen.

Anzustreben sind unter anderem Umstellungen der Ernährungsgewohnheiten der Bevölkerung durch gesundheitserzieherische Maßnahmen und durch Herstellung und Bereitstellung von optimierten Nahrungsmitteln „kalorienarm bzw. fettarm" (z. B. Brot- und Backwaren, Margarine, Bier, Limonade usw.). Wichtig ist dabei die Propagierung durch die Kommunikationsmittel, Verbesserung der Verpakkung und des Angebotes (sowohl quantitativ als auch qualitativ). Dazu gehören vor allem folgende Aktivitäten:

— Bereitstellung von Streichfetten mit stark reduziertem Fett- und damit Kaloriengehalt, und zwar CAMA-Margarine (40% Fett), „Frische Landbutter" (60% Fett), „Frische Rahmbutter" (45% Fett)

— Bereitstellung der kalorienreduzierten Backmargarine „Bacma" für Industrie und Handwerk zur Herstellung von Feinbackwaren

— Im wachsenden Maße Bereitstellung kalorienreduzierter Salatcremes.

Im November 1975 starteten wir in diesem Rahmen und aufbauend auf unseren epidemiologischen Erfahrungen den ersten Schritt zu einem vereinfachten Programm der Erfassung und Betreuung von Frühstadien der ischämischen Herzkrankheit und Hypertonie sowie von Risikofaktorenträgern mit den normalen Möglichkeiten eines Großbetriebes und seines Betriebsgesundheitswesens.

In einem Zeitraum von 3 Wochen wurden 4500 Werktätige zu einer Herz-Kreislauf-Untersuchung eingeladen. Vor der Untersuchung war ein Fragebogen auszufüllen.

Die Untersuchung selbst (Messung von Größe, Gewicht, Blutdruck, Blutentnahme zur Bestimmung von Cholesterin und Triglyceriden) dauerte nur 6 bis 8 Minuten und wurde morgens zwischen 6 und 8 Uhr unmittelbar am Arbeitsplatz durchgeführt.

Zur Untersuchung kamen 3660 Männer und Frauen zwischen 15 und 65 Jahren. Wir fanden in 12,8% typische Belastungs-Angina-pectoris und in 30,9% funktionelle pektanginöse Beschwerden.

Die Prävalenz der Hypertonie bestimmten wir mit 15,4%, der Borderline-Hypertonie mit 20,8%. Raucher waren 44,3% (s. Tabelle 1).

Nach Abschluß dieser ersten Screeningphase starteten wir das Präventivprogramm.

Dazu gehörte eine Aufklärungskampagne in den Arbeitsbereichen über Herz-Kreislauf-Krankheiten und das Erkrankungsrisiko vor allem im Zusammenhang mit den Möglichkeiten der Gesundheitserziehung.

Ein überaus wichtiger Schritt war die zusätzliche persönliche Aufklärung eines jeden einzelnen Probanden über die erhobenen Befunde, den Gesundheitszustand, das einzuschätzende Erkrankungsrisiko und die Notwendigkeit präventiver Maßnahmen.

Können wir Herz-Krankheiten verhüten — und zwar durch Maßnahmen einer normalen (gesunden) Ernährung — ist letztlich die Frage. Die Antwort:

Wahrscheinlich ja — aber bisher erst in einem geringen Ausmaß. Wir brauchen viel mehr Wissen über die Entstehungsmechanismen der Krankheiten und mehr Ergebnisse sorgfältig geplanter Studien über die Wirksamkeit von Maßnahmen. Wahrscheinlich haben Änderungen unserer sozialen Umwelt und unserer Einstellung zum Leben einen stärkeren Einfluß auf die Häufigkeit aller Arten von Herzerkrankungen als irgend eine medizinische Vorbeugungsmethode. Selbst nach einem wissenschaftlichen Durchbruch im Erkennen der Ursachen, z. B. der ischämischen Herzkrankheit, die jeder spezifischeren medizinischen Prävention oder Therapiemaßnahme vorausgehen muß, werden die sozialen Faktoren, die zur Entwicklung der Krankheit beitragen, von entscheidender Bedeutung sein.

Zusammenfassung

Die erhebliche Zunahme der ischämischen Herz- und Gefäßkrankheiten in den höher industriealisierten Ländern hängt offensichtlich zusammen mit zunehmenden Lipidstoffwechselstörungen infolge veränderter Ernährungsgewohnheiten im Zusammenhang mit anderen Risikofaktoren.

Auf Grund epidemiologischer Untersuchungen wurde die Hypercholesterinämie als eine der drei Hauptrisikofaktoren identifiziert. Präventive Maßnahmen vor allem in Form einer normalen (gesunden) Ernährung sind zur Verhütung der degenerativen Herz- und Gefäßkrankheiten dringend angezeigt. Die Notwendigkeit von Vorsorgeuntersuchungen zur Erkennung der Risikogruppe, gesundheitserzieherische Maßnahmen und Bereitstellung entsprechender Nahrungsmittel (arm an Cholesterin und angereichert durch mehrfach ungesättigte Fettsäuren) wird unterstrichen. Dabei wird über erste eigene Erfahrungen berichtet.

Literatur kann beim Verfasser angefordert werden.

Prof. Dr. sc. med. J. Knappe
Medizinische Akademie
Abt. Präventive Kardiologie
Erfurt

TAGUNGSBERICHTE

19. Pädiatrischer Kongreß in Prag (4.—6.7.1977)

Das Programm gliederte sich in vier Themenkomplexe:

— Ernährung des Säuglings und des Kindes
— Malabsorptionssyndrome und Verdauungsenzyme
— Dienzephalo-hypophysäres System, Nebennierenrinde
— Neues aus Diagnostik und Therapie.

Über die ersten beiden wird hier berichtet.

Innerhalb der Ernährungsproblematik verdient die Dynamik der Nährstoffverdauung und -wirkung vorrangige Beachtung (Kubát, Prag). Fundierte Kenntnisse auf diesem Gebiet erlauben es, Nahrungsmittel mit besonderen ernährungsphysiologischen Wirkungen herzustellen. Als einen ersten Schritt auf diesem Wege werden die chemisch definierten Nahrungen angesehen.

Auf dem Gebiet der Säuglingsernährung nannte Kubát drei wesentliche Gesichtspunkte:

1. Für künstliche Nahrungen sind die zu empfehlenden Dosierungen zu überdenken.
2. Auf die zweckmäßige Ernährung der Schwangeren und Stillenden ist zu achten.
3. Die Stillfreudigkeit der Mütter muß angehoben werden.

Des weiteren müssen verstärkt die sozialen, psychischen und ökonomischen Zusammenhänge bei der Säuglingsernährung berücksichtigt werden.

Einhellig wurde die Frauenmilch als die optimale Nahrung für den Säugling herausgestellt (Plenert, Jena; Michaličková, Bratislava). In verschiedenen Industrieländern steigt die Stillfreudigkeit wieder an, wie dies von Lindquist (Lund) für Schweden demonstriert wurde. In der ČSSR ist die Tendenz dagegen noch sinkend, vor allem in urbanisierten Gebieten.

Über konkrete Vorhaben zur Hebung der Stillfreudigkeit wurde nicht berichtet. Nur in Einzelfällen hilfreich kann die Sammlung und Gefrierlagerung von Frauenmilch sein, die sich als prinzipiell durchführbar erwiesen hat.

Die Vorstellungen über den Eiweißbedarf des Säuglings haben sich in jüngerer Zeit erheblich gewandelt. Die für das optimale Gedeihen nötige Proteinmenge ist geringer, als in der Vergangenheit angenommen. Übermäßige Proteinzufuhr bewirkt weder schnellere Gewichtszunahme noch höhere Serumalbuminspiegel, sondern lediglich vermehrte Stickstoffausscheidung im Harn und damit stärkere Nierenbelastung (Lindquist, Lund). Proteine mit einer Aminosäurezusammensetzung, die von der des Frauenmilchproteins abweicht, können den Stoffwechsel auch anderweitig belasten, z. B. durch übermäßige Zufuhr schwefelhaltiger Aminosäuren (Plenert, Jena).

Neben der überhöhten Zufuhr an Protein spielt bei künstlicher Ernährung die energetische Überversorgung zunehmend eine Rolle. Überfütterung im

Säuglingsalter provoziert die Adipositas des Kindes und des Erwachsenen (Lisá, Prag). Dem kann eine ad-libitum-Fütterung, ein Bemessen der aufzunehmenden Nahrungsmenge durch den Säugling selbst, abhelfen. Inwieweit der vergleichsweise hohe Cholesteringehalt der Frauenmilch späteren arteriosklerotischen Veränderungen vorbeugt, ist noch im Gespräch. Bei 250 Kindern aus Brno im Alter von 5 bis 6 Jahren fand sich der Serumcholesterinspiegel unbeeinflußt von der Stillzeit (Omelka, Brno).

Der Nahrungsmittelverbrauch ist sowohl über die Aufklärung von Eltern und Kindern, hauptsächlich über die Schule, als auch über ein ernährungsphysiologisch ausgewogenes Sortiment der Lebensmittelindustrie zu beeinflussen. Durch administrative Maßnahmen kann die Zufuhr einzelner Nährstoffe gesteuert werden. Die Jodierung des Speisesalzes (25 mg Kaliumjodid pro Kilogramm Tafelsalz) in der gesamten ČSSR hat die Häufigkeit des endemischen Kropfes entscheidend sinken lassen. Gleichfalls günstig wirkt sich eine Trinkwasserfluoridierung bzw. eine Fluoridzufuhr mit Tabletten auf die Morbidität an Karies aus. Bei frühzeitigem Beginn der Fluoridgabe (im Alter von 2 Wochen bis 6 Monaten) ließ sich die Karieshäufigkeit etwa 6jähriger Kinder um 90% reduzieren. Interessant ist der Befund von Kouřim (Prag), wonach der zur Rachitisverhütung nötige Bedarf an Vitamin D in der Großstadt erhöht ist, vielleicht infolge der durch Staub und andere Luftverunreinigungen beeinträchtigten Sonneneinstrahlung.

Zu den häufigsten Mangelerscheinungen im Säuglings- und Kindesalter zählt der Eisenmangel. Běluša (Brno) grenzte prälatenten, latenten und manifesten Eisenmangel voneinander ab, erläuterte die Kriterien, die bei dieser Gruppierung beachtet werden müssen, und ging vor allem auf die negativen Auswirkungen auf die Immunmechanismen ein. Die humorale Immunabwehr ist nicht gestört, dagegen sind zelluläre Abwehrmechanismen bedeutend erniedrigt. Hieraus resultiert die erhöhte Infektionsbereitschaft der Kinder bei Eisenmangel.

In ihren Untersuchungen zur Infektionsabwehr mit dem apathogenen Stamm Escherichia coli 083 hat Lodinová (Prag) diesen Stamm Früh- und Neugeborenen appliziert und bei den so kolonisierten gegenüber unbehandelten Individuen eine bedeutend geringere Durchfallhäufigkeit sowie ein selteneres Auftreten pathogener Colistämme beobachten können. Auch ein günstiger therapeutischer Effekt läßt sich durch die orale Gabe des Stammes 083 bei colibedingten Durchfällen erzielen.

Unter keimfreien Bedingungen wurde ein Neugeborenes über einen Zeitraum von 2 Monaten gehalten (Kasal, Prag). Das Kind gedieh normal. Nachdem sich der Verdacht auf schwere Immundefekte als unbegründet erwiesen hatte, konnte es nach schrittweiser Assoziation mit verschiedenen Keimen in konventionelle Bedingungen übergeführt werden.

In seinem Plenarvortrag zur Problematik der Malabsorptionssyndrome rückte Jodl (Prag) das diagnostische Vorgehen in den Vordergrund. Neben den biochemischen und histochemischen Methoden gewinnen immunologische Verfahren an Bedeutung.

H.-J. Zunft

Biochemische Aspekte neuartiger Proteinnahrungsmittel

Bericht über ein Symposium während des 11. FEBS-Kongresses in Kopenhagen (14.—19. 8. 1977)

Im internationalen Maßstab wird der Nutzung pflanzlicher Proteine entsprechend der gegenwärtigen Konsumtionsstruktur auch weiterhin große Bedeutung beigemessen. Das wird unter anderem auch deutlich am gegenwärtigen Proteinaufkommen, das zu 28% aus tierischen Proteinen, zu 41% aus Cerealien und zu 31% aus anderen pflanzlichen Proteinen besteht. Dabei spielen Ertragssteigerungen und die Erhöhung des Proteingehaltes durch Züchtung eine große Rolle. Die bereits vorhandenen Erfolge auf diesem Gebiet hinsichtlich des Weizens werden z. Z. besonders beim Hafer betrieben. Bei den Ölsamen ist hinsichtlich der Ölproduktion die Verarbeitung der Sonnenblume hinter der Sojabohne nunmehr an zweite Stelle gerückt, was sich auch auf die Proteinproduktion auswirken dürfte. Dem Rapssamen wird als Proteinquelle auch weiterhin eine große Chance eingeräumt, wenn es gelingt, die toxischen Faktoren zu beseitigen. Von zunehmender Bedeutung sind die Proteine aus Bohnen, Erbsen und Kartoffeln.

Es wird eingeschätzt, daß zur Steigerung der Nutzung pflanzlicher Proteine in der menschlichen Ernährung die Herstellung von Proteinkonzentraten und -isolaten unumgänglich ist. Nur so ist eine Verarbeitung sowohl in konventionellen Lebensmitteln als auch zu neuartigen Lebensmitteln möglich. Deshalb wird der Modifikation der funktionellen Eigenschaften solcher Proteinprodukte erhebliche Bedeutung zugemessen. Dabei wird hervorgehoben, daß die Forschung stärker als bisher die funktionellen und ernährungsphysiologischen Eigenschaften als eine Einheit zu betrachten hat. Im Zusammenhang mit diesem Problem wurden die Veränderungen der Zusammensetzung der Proteine bei der Züchtung von Weizen, Mais und Kartoffeln dargestellt, die als durchaus erheblich eingeschätzt werden müssen und somit auch Veränderungen der funktionellen Eigenschaften nach sich ziehen dürften. — Neuerdings werden in Italien Untersuchungen zur Nutzung von Weintraubensamen als Proteinquelle durchgeführt.

Zum gegenwärtigen Zeitpunkt wird gegenüber pflanzlichen Proteinen die Nutzung von mikrobiellen Biomassen in der Tierernährung als ökonomisch noch zu aufwendig angesehen. Unabhängig davon wird prinzipiell die Verwendung von mikrobiellen Biomassen in der Tierernährung befürwortet, wenn die toxikologischen Probleme abgesichert sind. Der Eingang von Proteinisolaten aus mikrobiellen Biomassen in die menschliche Ernährung wird aus ökonomischen und toxikologischen Gründen in naher Zukunft nicht für möglich gehalten. Davon ausgenommen werden in einigen Ländern auf Grund der Verzehrsgewohnheiten die Algenproteine. Es wird allerdings eingeschätzt, daß die Forschung mit dem Ziel der Nutzung solcher mikrobiellen Proteinisolate in der menschlichen Ernährung international unbedingt notwendig sei.

Bei den mikrobiellen Biomassen wird darauf hingewiesen, daß die Prüfung der Biologischen Wertigkeit nicht an frischen Zellen vorgenommen werden darf, da dieselbe gegenüber getrockneter Biomasse erheblich niedriger ist. Beim Erhitzen von Bäckerhefe in wäßriger Suspension wird die Biologische Wertigkeit bei 90 °C noch nicht verbessert, erst bei einer Temperaturbehandlung von 110 °C wird sie erhöht. Unter diesen Bedingungen ist elektronenmikroskopisch auch schon eine erhebliche Zellzerstörung nachweisbar.

Ein gleichartiger Effekt wird durch eine Dünnschichttrocknung (z. B. Walzentrocknung) erreicht, aber nicht durch Sprühtrocknung.
Hinsichtlich der Untersuchungen zur gesundheitlichen Unbedenklichkeit wird neben der hinreichend bekannten Nukleinsäureproblematik besonders auf die Abbauprodukte der Mukopolysaccharid-Peptid-Komplexe (α, ε-Diaminopimelinsäure-verknüpfte Aminozuckerabkömmlinge wie Azetylglukosamin und Azetylmuraminsäure) der Zellwände in Abhängigkeit des unterschiedlichen Abbaugrades hingewiesen; hinzu kommt die Toxizität von Mimosin und Kainsäure. Endotoxische Effekte von Lipopolysacchariden des Methylophilus methylotrophus (Proteinprodukt „Pruteen" des ICI) konnten ausgeschlossen werden. Besonderes Augenmerk ist im gleichen Sinn auf Poly-β-hydroxybuttersäure und Zyklopropen-Fettsäuren zu lenken. Große Unsicherheit herrscht immer noch bei der Beurteilung der gesundheitlichen Unbedenklichkeit von ungeradzahligen Fettsäuren; erneut sind Bedenken aufgetreten, da eine erhebliche Speicherung derselben in Fettgewebe, Leber, Nieren und Herz von Ratten gefunden wurde. Weiterhin wird darauf hingewiesen, daß Verfütterung von mikrobieller Biomasse bei Tieren hin und wieder zu einem Mineralstoffmangel geführt hat. Wegen der allergenen Wirkung von mikrobiellen Biomassenstäuben beim Menschen, das gilt übrigens auch für Grünalgen, werden beim Umgang mit solchen Trockenprodukten Atemschutzgeräte empfohlen.
Es wird herausgestellt, daß auch unabhängig von der Problematik der Nutzung neuartiger Proteinressourcen, die Forschung über den Zusammenhang molekularer Parameter und der entsprechenden funktionellen Eigenschaften bei Proteinen, Kohlenhydraten und Fetten zu intensivieren ist, um der Entwicklung der Industrialisierung der Lebensmittelproduktion entsprechen zu können. Dabei ist der Wechselwirkung der unterschiedlichen Lebensmittelbestandteile in dem Mehrkomponentensystem Lebensmittel besondere Aufmerksamkeit zu widmen. Außerdem sind die ernährungsphysiologischen und toxikologischen Eigenschaften von modifizierten Lebensmittelbestandteilen stärker zu berücksichtigen.
Entsprechend den vorliegenden Erfordernissen wurden Untersuchungsergebnisse dargelegt, die sich mit den molekularen Veränderungen der Proteine bei der Strukturbildung, wie z. B. Proteingele und Proteinfasern (Ergebnisse des Zentralinstituts für Ernährung der AdW der DDR), ergeben. Sie betrafen Sojabohnenprotein und Molkenproteine als Modellgele und Vicia-faba-Protein als Modellfasern.
Auf dem Gebiet der chemischen Modifizierung von Proteinen und den entsprechenden Auswirkungen auf die funktionellen und ernährungsphysiologischen Eigenschaften derselben wurden eigene Ergebnisse über die Azetylierung und Succinylierung von Soja- und Eiprotein und über die Acetylierung und Umsetzung mit Dialdehydstärke von Vicia-faba-Protein mitgeteilt. Von erheblichem Interesse ist, daß die Succinylierung zu einer erheblichen Senkung der Biologischen Wertigkeit führt, was auch mit N-Succinyl-lysin im Gegensatz zu N-Acetyl-lysin nachgewiesen werden konnte.
Hinsichtlich der Trypsininhibitoren in Sojabohnen ist immer noch nicht geklärt, ob eine inaktive Inhibitorform existiert. Auf alle Fälle besteht keine lineare Korrelation zwischen der in-vitro-Verdaulichkeit, PER und Trypsininhibitorwirkung. Es gilt als eindeutig nachgewiesen, daß zwar unerhitzte Sojabohnenextrakte eine geringere in-vitro-Verdaulichkeit und PER aufweisen als unerhitzte, aus denen die Trypsininhibitoren isoliert wurden, daß aber erhitzte Sojabohnenextrakte noch höhere Werte besitzen. — Gegenüber Sojamehl besitzen Proteinisolate nur noch 30%, ersponnene Proteinfasern noch 14% und Fleischvollsimulate auf der Basis von ersponnenen Fasern noch zwischen 7—12% der Trypsininhibitorwirkung. — Ähnliche Verhältnisse liegen bei den Hämagglutininen der Sojabohne vor.
Favismus, der durch eine hämolytische Anämie gekennzeichnet wird, und nur bei bestimmten Individuen entsteht, ist bisher nur eindeutig beim Menschen gefunden worden. Es kommt dadurch zustande, daß durch Divicine und Isouramil Glutathion irreversibel oxydiert wird und so die Glukose-6-phosphat-Dehydrogenase-Aktivität gesenkt wird. Dieses Krankheitsbild entsteht auch durch Verzehr von Vicia faba; durch Kochen erfolgt nur eine teilweise Zerstörung dieses Faktors.
Erhebliche Fortschritte sind auf dem Gebiet der Aufklärung des Prinzips der Erzeugung von Nephrozytomegalie durch alkalibehandelte Proteine erzielt worden. Es konnte festgestellt werden, daß Lysinoalanin und Ornithinoalanin für das Bild der Nephrocytomegalie verantwortlich sind. Dabei nimmt die Wirkung des Lysinoalanins in der Reihenfolge der Diastereoisomere LD- > DL = LL- > DD- ab.
Ornithinoalanin wird wegen seiner geringen Bildung keine Bedeutung beigemessen. Lysinoalanin zeigt keine kanzerogene Wirkung. Wegen der Tatsache, daß im Protein gebundenes Lysinoalanin einen geringeren Nephrozytomegalie-Effekt hervorruft, daß die Bildung der Lysinoalaninverknüpfung in alkalibehandelten Proteinen relativ niedrig ist und daß von Maus, Ratte, Goldhamster, Hund, Rhesusaffe, Kaninchen und Wachtel lediglich die Ratte eine hohe Empfindlichkeit (die Maus nur durch die 10fache Menge) gegenüber Lysinoalanin aufweist, wird z. Z. für den Menschen bei einer Ernährung mit alkalibehandeltem Protein lediglich ein sehr kleines Risiko gesehen, da außerdem solche Proteine nicht die einzige Proteinquelle darstellen.

H. Schmandke

19. Tagung der Europäischen Gesellschaft für Toxikologie in Kopenhagen (19.—22. 6. 1977)

Das wissenschaftliche Programm umfaßte die Symposien „Toxikologische Aspekte der Lebensmittelunbedenklichkeit" und „Hepatoxizität". Die verschiedenen Vorträge des ersten Themas spiegelten die Vielfalt der Aufgaben wider, die von der Toxikologie im Zusammenhang mit der Aufnahme von Schadstoffen über die Nahrung zu lösen sind. Es wurde damit deutlich, daß international der Lebensmittel- und Ernährungstoxikologie steigende Bedeutung beigemessen wird.
Nach wie vor nehmen auf diesem Gebiet die Pestizide und Schwermetalle unter den Nahrungskontaminanten wegen der bestehenden gesundheitlichen Risiken einen besonderen Platz ein. Verschiedene Vorträge zeigten eine Reihe von Problemen auf, die bei der Anwendung von Lebensmittelzusatzstoffen aufgetreten sind und unter toxikologischem Aspekt besonderer Beachtung bedürfen. Toxische Erscheinungen wur-

den beobachtet, wenn zugelassene Additive in zu hohen Konzentrationen verwendet wurden (Beispiel: Nitrit in Fischen). Andere Zusatzstoffe führten zu Intoxikation, obwohl die Anwendung gemäß den bisherigen gesetzlichen Regelungen erfolgte (Beispiel: Kobalt in Bier). Bei vielen Additiven ist die toxikologische Bedeutung vorhandener Verunreinigungen, von Reaktions- und Umwandlungsprodukten völlig ungeklärt. Als Beispiele toxischer Produkte, die bei Verarbeitung und Lagerung infolge einer Reaktion mit Nahrungsbestandteilen oder als Metabolite entstehen, wurden Bisulfit in Rosinen, die Bildung von Äthylurethan aus Diäthylpyrokarbonat und die Entstehung von Cyclohexylamin aus Cyclamat genannt. Für Kochsalz wurde eine Reduzierung der Tagesaufnahme auf täglich 3 g vorgeschlagen. Überempfindlichkeitsreaktionen traten gegenüber Tartrazin und anderen synthetischen Lebensmittelfarbstoffen auf. Für den Farbstoff Orange RN wurde eine hämatotoxische und hepatotoxische Wirkung nachgewiesen. Neuere Untersuchungen belegten, daß auch natürliche Lebensmittelfarben, z. B. der als Butterfarbstoff verwendete Annattoextrakt, in zugelassenen Konzentrationen Überempfindlichkeitsreaktionen auslösen können.

Von allgemeinem Interesse dürfte der Befund sein, daß sich der Kupfergehalt in der Leber unter dem Einfluß von Fremdstoffen ändert. Danach könnten Bestimmungen des Kupfergehaltes der Leber eine geeignete Screening-Methode bei der toxikologischen Bewertung chemischer Stoffe darstellen. Die toxikologische Relevanz natürlicher Nahrungsbestandteile wurde ebenfalls angesprochen. Zur bekannten Wirkung von Rapsöl mit hohem Erucasäuregehalt auf das Herz wurden einige neuere experimentelle Befunde vorgetragen.

Behandelt wurde auch das Problem der Bewertung potentiell karzinogener Lebensmitteladditive und -kontaminanten. Als besonders aktuell wurden herausgestellt:

— das Vorkommen von Nitrosaminen in Fleischwaren und die Bildung aus aufgenommenen Vorstufen
— die Migration von Vinylchlorid aus PVC-Verpackungsmaterial in Lebensmittel
— das Vorkommen geringer Chloroform-Konzentrationen in Trinkwasser.

Die Frage des Grenzwertes einer kanzerogenen Wirkung wird weiterhin als ungeklärt betrachtet. Als praktische Lösungswege werden gegenwärtig angesehen: entweder Null-Toleranzen bei großem Risiko, d. h. Verbote, oder aber duldbare Grenzwerte bei geringem Risiko, allerdings unter der Voraussetzung, daß in diesen Fällen ausreichende Sicherheitsfaktoren eingehalten werden.

Die Tagung stellte heraus, daß bei der toxikologischen Bewertung von Zusatzstoffen, Kontaminanten und natürlichen Bestandteilen in der Nahrung Langzeiteffekten besondere Bedeutung beizumessen ist. Screeningmethoden, insbesondere hinsichtlich eventueller mutagener und kanzerogener Wirkungen, sind zur Vorbewertung möglich. Es wurde deutlich gemacht, daß die Verantwortung der Toxikologie bei der Risikoermittlung eine ständige Orientierung am Stand der Erkenntnisse bedingt.

Neue Erkenntnisse können dazu führen, daß bisher als unbedenklich geltende Stoffe suspekt werden und von der Verwendung ausgeschlossen werden müssen.

Hinsichtlich der Schwerpunkte ernährungstoxikologischer Forschungsarbeiten zeichnete sich folgender Trend ab:

— Verbesserung des Aussagewertes toxikologischer Untersuchungen
— Gewinnung von Grundlagenkenntnissen zur Wirkung chemischer Stoffe über die Nahrung auf den Säugerorganismus
— Untersuchungen zum Einfluß des Organismus auf chemische Stoffe
— Untersuchungen zur Wirkungsbeeinflussung durch Wechselwirkungen chemischer Stoffe untereinander und mit der Nahrung.

H. J. Lewerenz

Fett ist Gift! Korpulente sterben früh!

Vermindere Dein Gewicht! Fort mit dem schädlichen Fett!

Diese Überschrift ist 65 Jahre alt, der Inhalt heute noch so brand-aktuell wie Anno Dunnemals. Die Zeilen standen in der Zeitschrift

DIE·WOCHE

Berlin, den 1. Februar 1913. 15. Jahrgang.

und leuchteten bereits auf der ersten inneren Umschlagseite dem starken Geschlecht entgegen, denn

„Die Wahrheit über Entfettungskuren!"

erhalten und in den Genuß von

„REAKTOL"

sollten — will man der Anzeige und der damaligen „Allgemeinen Brunnengesellschaft m. b. H. Berlin" Glauben schenken — nur die männlichen Wesen zu Beginn des Jahres 1913 kommen. Und so erhebt denn auch ein bärtiger männlicher Zeitgenosse warnend seinen Zeigefinger, um zu verkünden:

Männer!

Ich habe eine wichtige Nachricht für Euch! Lest das, was ich hier sage. Es ist ehrlich gemeint und offen gesprochen.

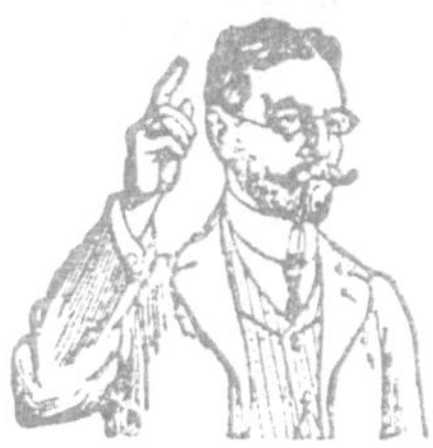

Und was hat der Herr mit dem Bart den Korpulenten zu sagen? Er spricht von Fettlebe und Notzeiten in einem Atemzug; doch lesen wir selbst:

„Fett muß der Mensch haben, um in Tagen der Not davon zehren zu können! Aber die Natur hat nicht gewollt, daß die Menschen sich einen dicken Wanst anmästen sollen. Sie warnt davor durch Beschwerden und rächt sich an jedem, der diese Warnungen unbeachtet läßt, durch Krankheit und frühen Tod. Zuviel Fett zersetzt das Blut und wirkt wie Gift! Darum fort mit dem Fett! Nehmen Sie Reaktol, die kombinierte Brunnen- und Tablettenkur, und eine Ge-

wichtsabnahme von 30 Pfund innerhalb von 8 Wochen ist Ihnen garantiert."
Aber auch andere Töne klingen in dieser Ausgabe an, die keineswegs an üppige Lebensweise oder gar an die von bürgerlichen Geschichtsschreibern so viel zitierte „gute alte Zeit" erinnern. Im Gegenteil, da kann man in einer Reklame für „Arbeiter-Margarine" lesen:

„Woche" Nr. 5. 1. Februar 1913.

Teuere Zeiten!

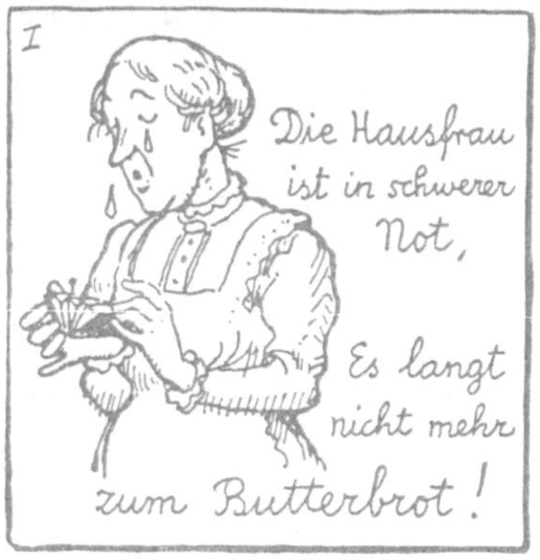
I
Die Hausfrau ist in schwerer Not,
Es langt nicht mehr zum Butterbrot!

Nach dieser Feststellung wird ein Vers zitiert, der Anno 1913 die Runde machte und keinesfalls in das Bild paßte, das manche Chronisten von jener Zeit in besten Worten (und schönsten Farben) malten:
„Und hört der Mann von Margarine, Gleich macht er eine saure Miene!"

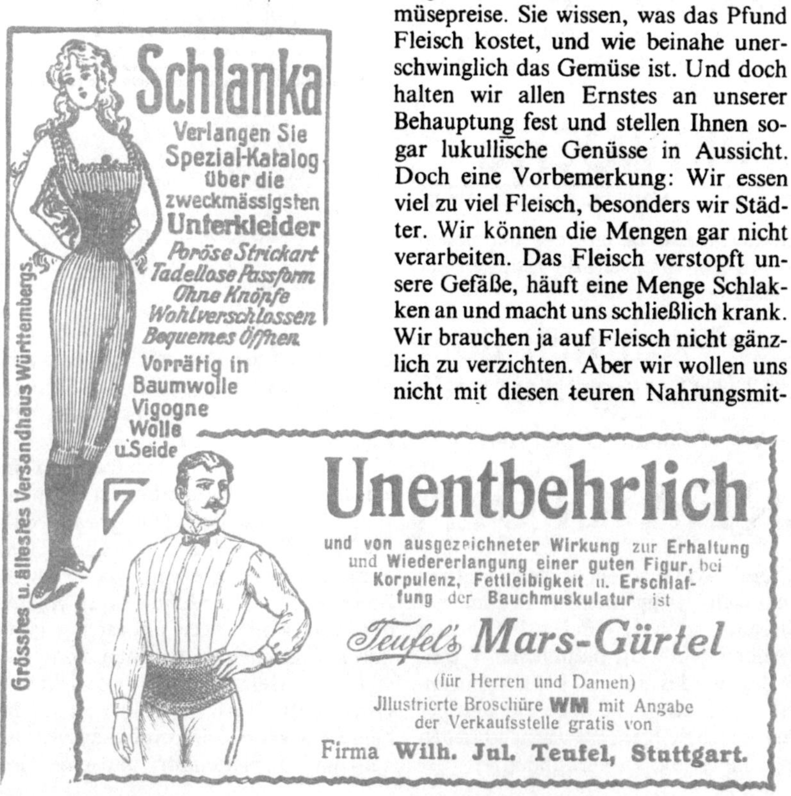

Aber schon eine Seite nach diesem wahren Blick in des Kaisers „herrliche Zeiten" kommt man wieder auf die Dicken zurück. Diesmal werden Weiblein und Männlein angesprochen, und zwar jene, bei denen eben weder eine Entfettungskur noch sonstige Dinge geholfen haben. Ihnen winken als letzte Rettungsanker patentierte Schlankheitspanzer aus den verschiedensten Materialien — und der feurige Casanova des Frühlings 1913 schwor auf „Mars-Gürtel", die Damenwelt wurde schlank durch „Schlanka" (siehe Faksimile) . . .
Jedoch auch damals gab es nicht nur Mollige, sondern auch Spindeldürre, die von Rundungen träumten. „Die Woche" sorgte für alle, siehe den nebenstehenden Beweis! Und dann geht's los mit den Versprechungen: „Täglich ein Pfund Gewichtszunahme — Leute, die jahrelang dünn und knochig waren, werden frisch, vollblütig und stark — Dünne Männer werden nicht als voll angesehen, werden im Kampf ums Dasein zur Seite geschoben — Knochige Frauen sind selten beliebt — Selbst mit dem größten Aufwand an Watte kann man ein Skelett nicht verbergen — Liebhaber brauchen eine gute Figur, drum heraus aus der Klasse der Vogelscheuchen!"

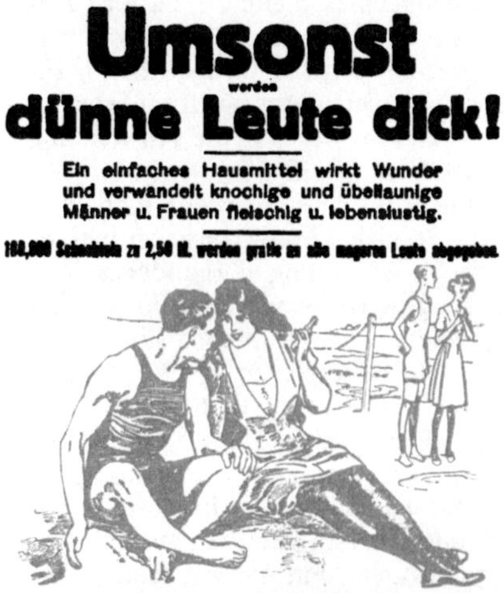
Umsonst
werden
dünne Leute dick!
Ein einfaches Hausmittel wirkt Wunder und verwandelt knochige und übellaunige Männer u. Frauen fleischig u. lebenslustig.

„Nun schau Dir doch nur mal die beiden Mageren da an, Schatz! Warum nehmen denn die kein Sargol?"

Und alle Vogelscheuchen, — oh, Verzeihung, alle Dürren, die auf die Anzeige schrieben, erhielten eine Schachtel „Sargol" kostenlos. Der Inhalt reichte für ein paar Tage, die Wirkung in dieser Zeit gleich Null. Da aber die Dürren Dicke werden wollten, winkte trotzdem für die Hersteller das große Geschäft.
Auf der vorletzten Seite wird „Die Woche" wieder real, führt die Leser in die wahrhaft rauhe Wirklichkeit der Lenztage des Jahres 1913 zurück. Unter der Überschrift

Wie man für 1 Mark ein vorzügliches Mittagessen für fünf Personen bereiten kann.

steht Schwarz auf Weiß: „Alle Welt klagt über die hohen Fleisch- und Gemüsepreise. Sie wissen, was das Pfund Fleisch kostet, und wie beinahe unerschwinglich das Gemüse ist. Und doch halten wir allen Ernstes an unserer Behauptung fest und stellen Ihnen sogar lukullische Genüsse in Aussicht. Doch eine Vorbemerkung: Wir essen viel zu viel Fleisch, besonders wir Städter. Wir können die Mengen gar nicht verarbeiten. Das Fleisch verstopft unsere Gefäße, häuft eine Menge Schlakken an und macht uns schließlich krank. Wir brauchen ja auf Fleisch nicht gänzlich zu verzichten. Aber wir wollen uns nicht mit diesen teuren Nahrungsmitteln, die keine Sonnenenergie enthalten, den Grund zu allerlei Krankheiten legen!"
Und dann wird das Geheimnis um das billige Mittagessen gelüftet: Gepriesen wird das **eiweißsparende Nährmittel ersten Ranges, das Biomalz.** Man kaufe nur noch das „Wunderkochbuch" der „berühmten Chemischen Fabrik der Gebrüder Patermann aus Teltow" — und schon stimmt auch „die Kasse der Ärmsten".
Die Patermänner gehen auch gleich in die Vollen: „Das billigste Mittagessen kostet 38 Pfennige, das teuerste nur 2,04 Mark. Aber im Durchschnitt kommt jedes Mittagessen für fünf Personen auf 1 Mark zu stehen. In der Tat eine wichtige Errungenschaft in unserer teueren Zeit . . ."
Die große Linie dieses Kochbuches waren dann eine Fülle von süßen und malzgetränkten Eintopfgerichten mit „billigen Körner- und Hackfrüchten".
Fett konnte man davon sicherlich nicht werden, fett wurden auch bestimmt nicht „die Ärmsten", für deren Kasse diese Kost berechnet war. Aber den Ärmsten blieb ja noch der Trost mit einer Schachtel Sargol — — —

[-rb-]

Kohlrabi — Wurstsalat 1

Rezeptur für 10 Portionen		Ernährungsphysiologischer Wert je Portion	
Jagdwurst	400 g	Energiewert	200 kcal
Kohlrabi	1000 g		837 kJ
Kopfsalat	200 g	Eiweiß	7 g
Zwiebeln	50 g	Fett	16 g
Salz, Pfeffer, Essig, Zucker		Kalzium	75 mg
Kräuter	20 g	Vitamin B_1	0,11 mg
Salatöl	30 ml	Vitamin C	17 mg
Weizenkeime	10 g		

Berliner Wurstsalat 2

Rezeptur für 10 Portionen		Ernährungsphysiologischer Wert je Portion	
Bockwurst	1000 g	Energiewert	225 kcal
Zwiebeln	200 g		940 kJ
Delikateßgurke	200 g	Eiweiß	14 g
Salz, Essig, wenig Zucker		Fett	17 g
Salatöl	30 ml	Kalzium	20 mg
Schnittlauch	20 g	Vitamin B_1	0,06 mg
Weizenkeime	10 g	Vitamin C	25 mg

Bunter Wurstsalat 3

Rezeptur für 10 Portionen		Ernährungsphysiologischer Wert je Portion	
Bierschinken o. ä.	500 g	Energiewert	180 kcal
Salatgurke	300 g		753 kJ
Tomaten	300 g	Eiweiß	9 g
Gemüsepaprika	300 g	Fett	14 g
Zwiebeln	100 g	Kalzium	27 mg
Tomatenmark	50 g	Vitamin B_1	0,20 mg
Salz, Pfeffer, Essig, Peppersauce		Vitamin C	40 mg
Schnittlauch	20 g		
Salatöl	40 ml		

Kosakensalat 4

Rezeptur für 10 Portionen		Ernährungsphysiologischer Wert je Portion	
Knackwurst	500 g	Energiewert	310 kcal
Sellerie	400 g		1297 kJ
Äpfel	300 g	Eiweiß	12 g
Zwiebeln	200 g	Fett	25 g
Salz, Essig, wenig Zucker		Kalzium	30 mg
Senf, Worcester		Vitamin B_1	0,11 mg
Salatöl	20 ml	Vitamin C	6 mg

Zubereitungsanleitung

Die Bockwürste abhäuten, in Scheiben schneiden und würzen. Die Deligurken ebenfalls in Scheiben schneiden, und die in feine Streifen geschnittenen Zwiebeln mit den Wurstscheiben mischen. Den Salat mit Öl fertigstellen und mit Schnittlauch und Weizenkeimen überstreuen.

Garnitur: Gurkenreiter oder -fächer.

Zubereitungsanleitung

Die abgepellten Knackwürste in Scheiben schneiden und mit Senf und Worcester würzen. Den geputzten Sellerie in Blättchen schneiden, mit wenig Essig etwa 8 min dünsten, erkalten lassen und mit Apfelscheiben zur Wurst geben. Die Zwiebeln in feine Streifen geschnitten untermischen, den Salat nachschmecken und mit dem Öl fertigstellen.

Garnitur: Zwiebelringe und Schnittlauch.

Zubereitungsanleitung

Die Jagdwurst in Blättchen schneiden, mit gehackten Kräutern und feinen Zwiebelwürfeln mischen und würzen.

Die geputzten Kohlrabi ebenfalls in Blättchen schneiden, etwa 10 min kernig dünsten, erkalten lassen und zur Jagdwurst geben. Die jungen Kohlrabiblätter mit verwenden und gehackt unter den Salat mischen. Den Salat mit dem Öl und den Weizenkeimen fertigstellen und auf Kopfsalat anrichten oder diesen in Streifen geschnitten kurz vor dem Anrichten untermischen.

Garnitur: Wurstreiter.

Dieser Salat kann auch noch mit gehackten Eiern überstreut werden.

Zubereitungsanleitung

Den Bierschinken in Stifte schneiden und mit Peppersauce würzen. Die Gurke, die entkernten Tomaten und die geputzten Gemüsepaprika ebenfalls in Stifte oder in Streifen schneiden, mit Salz, Pfeffer und Essig würzen, feine Zwiebelwürfel zugeben und alles mit der Wurst mischen.

Den Salat mit Öl fertigstellen.

Garnitur: Gurkenreiter, Tomatensechstel und Schnittlauch.